宮原英夫［監修］

理学療法学生のための
続 症例
レポートの
書き方

八木幸一　小倉　彩
金井　章　立石圭祐
小島基永　立石真純
小林寿絵　　　　［著］

朝倉書店

序

　『理学療法学生のための 症例レポートの書き方』が出たのは2004年であった．発売直後から幾年にもわたって，学生を中心に多くの方々に利用していただくことができ嬉しく思っている．前著出版当時，リハビリテーションの教育や臨床においても新しい潮流が勢いを増しつつあり，EBMやクリニカルパスといった言葉が使われるようになっていた．とはいえ，まだまだエビデンスが十分に得られていない理学療法が少なくなかった．そこで私たちは，実習中の学生諸君によって導かれた貴重な結果（症例レポート）を，最終的にエビデンスとしてまとめることができるように，そのための臨床記録の作成方法を紹介することにしたのである．

　前著から10年を経て，このたび皆様の期待に応え得る続編『理学療法学生のための 続・症例レポートの書き方』が完成した．症例レポートは，前著の8編と今回新しく提示される8編と併せて16の症例を取り上げることとなった．臨床実習学生の参考書としてはもちろん，卒業後の日々の診療にも活用されることを願っている．

　この10年の間に理学療法教育は著しく変化した．本格的な高齢化社会に入って，理学療法士が対象とする仕事の範囲は大きく広がり，福祉用具の選定から住宅環境の整備にいたるまで，理学療法士と医師や他のコメディカルスタッフの共同作業の場が増加した．これまでは病院内の理学療法担当部門が中心であった実習先に，介護施設が含まれるようになり，実習の形式も1症例を中心に学習を行う形式にとどまらず，複数の症例を同時に対象として学習するクリニカルクラークシップが普通となっている．前著が出版された頃は，臨床実習に参加した学生は実習先で受け持った症例について症例レポートをまとめ，実習先の施設や母校の報告会で発表するのが常であった．現在ではそれを行わない養成機関もある．

　症例レポートの枠組みとなっていた国際分類がICIDH分類からICF分類へと発展したことで症例レポートにも変化が起こっている．患者の障害を中心においたICIDH分類から患者の能力をいかに社会活動とつなげるかに視点を置いたICF分類の立場に変わったことは，理学療法士の役割が施設内における狭義の理学療法の実践から，施設を離れた高齢者の健康管理，障害予防，健康寿命の延長にまで広がっていることを示すものである．高齢者医療への対策，医療関係人材の配分，医療保障制度全体についても理学療法士の立場からの主張が求められている．

　社会の大きな変化に適切に対処するために，「理学療法学生のための 続・症例

レポートの書き方」では，前著から引き続き症例レポートを提供してくださった小林寿絵，小倉彩，立石真純の3氏に加えて，新たに豊橋創造大学保健医療学部理学療法学科の八木幸一教授，金井章教授，東京医療学院大学保健医療学部リハビリテーション学科小島基永教授，聖マリアンナ医科大学スポーツ医学講座の立石圭祐先生に著者として参加していただき，理学療法教育全体からの視点を加え，時代に先駆ける内容を盛り込むことに努めた．

　ご多用にもかかわらず支援をくださった多くの方々にお礼を申し上げたい．とりわけ原稿を精読し詳細な助語をくださった豊橋創造大学保健医療学部理学療法学科学科長清水和彦教授，同大学情報ビジネス学部島田大助教授，ならびに第4章の職場のリスク管理についてご教示をいただいた，つくば国際大学理学療法科縄井清志教授に，心からの感謝を申し上げる．

　2014年2月

宮原　英夫

監修者

宮原英夫　豊橋創造大学保健医療学部理学療法学科

執筆者

八木幸一　豊橋創造大学保健医療学部理学療法学科
金井　章　豊橋創造大学保健医療学部理学療法学科
小島基永　東京医療学院大学保健医療学部リハビリテーション学科
小林寿絵　横浜市立大学附属病院リハビリテーション科
小倉　彩　北里大学医療衛生学部リハビリテーション学科
立石圭祐　聖マリアンナ医科大学スポーツ医学講座
立石真純　聖マリアンナ医科大学横浜市西部病院リハビリテーション部

目 次

第1部 臨床実習と症例レポート

第1章 この本の目的，内容，利用法 …………………………………………………… 2
　目的／　内容／　利用法

第2章 臨床実習の流れと症例レポートの役割 ………………………………………… 5
　臨床実習の到達目標／　実習環境の変化／　実習の場と指導者／　担当患者の決定／　情報収集／　患者および患者の家族との面談／　検査と測定／　治療／　デイリーノート／　症例レポート／　症例発表とレジュメ

第3章 症例レポート作成の手引き ……………………………………………………… 10
　はじめに／　表紙／　まえがき（はじめに）／　症例の紹介（基礎情報）／　現病歴／　既往歴／　家族歴／　個人的・社会的背景／　他部門からの医学情報／　担当までの理学療法の経過／　機能診断学的評価／　統合と解釈／　生活機能（問題点）／　治療目標（ゴール）／　治療プログラムの作成／　治療経過／　考察／　まとめ（あとがき）／　参考・引用文献／　承認

第4章 事故の予防と処理（リスク管理）………………………………………………… 16
　はじめに／　実習生自身のリスク管理／　患者のリスク管理／　事故発生時・緊急時の対応／　実習中の事故例／　患者との対話／　感染予防

第2部 症例レポートの実例

Ⅰ．誤嚥性肺炎を繰り返し，身体機能低下を生じた症例 ……………………………… 22
Ⅱ．リハ意欲の向上に工夫をしたギラン・バレー症候群 ……………………………… 30
Ⅲ．パーキンソン病の既往がある右脳出血により左片麻痺を呈した症例 …………… 40
Ⅳ．転倒により大腿骨転子部骨折を生じた症例 ………………………………………… 50
Ⅴ．サッカー中に受傷，試合復帰を目指すため，前十字靭帯再建術を施行した症例 …… 60
Ⅵ．趣味のダンスを継続するために人工膝関節全置換術を施行した症例 …………… 70
Ⅶ．復職を目標とした回復期延髄梗塞の症例 …………………………………………… 82
Ⅷ．第8胸椎圧迫骨折後，自宅退院を目指してリハ中の症例 ………………………… 96

和文用語集・索引 ……………………………………………………………………………… 103
英和・索引 ……………………………………………………………………………………… 113

第1部
臨床実習と症例レポート

第1章
この本の目的，内容，利用法

1.1 目　　的

この本は，『理学療法学生のための 症例レポートの書き方』の続編であり，臨床実習生が実習の成果を臨床症例レポート（ケースレポート）にまとめ上げるまでの，基本的な手順の説明と例を示すものである．

学生諸君は，1年次から基礎医学，臨床医学，理学療法専門科目と順に学習し，理学療法士として必要な基礎的知識と技術を学ぶ．高学年ではそれらの知識と技術をもとに臨床実習に臨む．学習したことを実践し，症例に応じた適切な理学療法の立案と実施の方法を学ぶ．

近年，理学療法臨床実習の教育目標に変更があった．2000年に日本理学療法士協会が発行した『臨床実習教育の手引き』第4版[1]では，「養成施設卒業時の到達目標のミニマムは，基本的理学療法を独立して行うことができるレベル」となっていた．ところが2007年発行の第5版[2]では，「養成施設卒業時の到達目標のミニマムは，基本的理学療法をある程度の助言・指導の下に行うことができるレベル」と引き下げられている．このような状況の中で日本理学療法士協会では，予測される実技能力や対人行動の低下を予防するために，卒業時点の実技能力を各校で適切に評価することを勧めて，学生のレベルが卒業までに必要とされる能力水準に達するように努めている．その1つに客観的臨床能力試験（Objective Structured Clinical Examination：OSCE）の活用がある．OSCEとは，医療系の学生の臨床能力を評価するために開発された評価法で，術者が患者に対して行う処置を模擬患者に対して学生に実施させ，客観的に評価する方法である．学生は臨床実習に出る前にOSCEを経験することで，実習の準備を進めることができる．

実習形態にも変化が見られる．従来の実習形態は，少数例を対象とし，成果を症例レポートの形にまとめることが中心であったが，今日では多様な疾患・技術を経験することを重視したクリニカルクラークシップにもとづく実習が増えている．いずれの実習形態であっても，症例の全体像を把握し療法立案から実施までの一連の過程を学ぶことが必要不可欠であることはいうまでもない．経験を積んだ理学療法士は，まず症例の全体像を把握し，重要度の高いテストや分析を行い（Top-Down評価），理学療法の実施につなげていく．しかし，経験や知識の少ない学生や資格取得後間もない理学療法士にとって全体像を的確に把握することは難しく，疾患から考えられる問題点をすべて検査し，多くの問題要素から改善が必要なものを問題点としてあげていく（Bottom-Up）ことになる．そのため，指導者がどのように全体像を把握するものか，実習を受けながら教科書や参考書で補っていく姿勢が必要である．この本は，そのようなときにも参考になるであろう．

1.2 内　　容

第1部第2章では，臨床実習の流れを紹介した後，デイリーノートや症例レポート，症例発表の占める役割を概観した．第2部の症例レポートの実例と解説は，実習生がはじめて症例レポートを書く際に，レポートの枠組みや内容を考えるのに役立つであろう．

第1部第3章では，症例レポートで取り上げる項目をあげ，これらの項目を埋めていく際の注意

を与えた．この部分は基本的には『理学療法学生のための 症例レポートの書き方』の記載と異なることはないが，2007年に改訂された日本理学療法士協会臨床実習教育の手引きによる実習環境の変化に応じて，クリニカルクラークシップにおける書き方についても新たに取り上げた．クリニカルクラークシップでは，学生は実習期間中，常にリハ（リハビリテーション）チームの一員となって指導者の下で種々の疾患や検査を体験する中で情報を共有し，それぞれの症例について退院後の社会生活における姿を考えながら仕事を進めなければならない．したがって症例レポートは，単一症例の経験をまとめる場合とは違った工夫が必要となる．

第1部第4章では，リスク管理についてまとめた．臨床実習現場での責任者は当然現場で働く理学療法士ということになる．しかし，リスク管理について十分心得ていない学生が実習生として臨床現場に入るとどうなるか．リスクは，患者はもとより学生自身にも及ぶ．リスク管理は感染などから身を守ることにもつながることであり，リスクの予測，緊急時の対応から報告まで理解しておくことは非常に大切である．

第2部では，8種類の疾患についての実習の経過をまとめた症例レポートの実例を示した．『理学療法学生のための 症例レポートの書き方』では8編の症例レポートを紹介したが，続編では，前のものとは別の新しい8編の症例レポートを掲載した．2冊合わせると16の症例レポートが提示されることになった．8編目の症例レポート「第8胸椎圧迫骨折後，自宅退院を目指してリハ中の症例」は，クリニカルクラークシップにおけるレポートである．これは，あらかじめ養成校で用意されたA3判1ページの書式にしたがってコンパクトにまとめられたものである．後述する「レジュメ」としてもそのまま利用できる．

どの症例レポートも，実習の指導者と学生の着眼点が異なるので，それぞれ特徴がある．学生諸君は，担当する症例と似た症例のレポートを参考にすることで，先輩たちがどこに注目しどのようにまとめたかを知ることができるであろう．

紹介したレポートの中には，ここまで書く必要があるのかと思われるほど詳細に記述されたものもある．実習の主な目的は実際の医療の現場で経験を積むことにあり，レポートの作成や文献の検索などのデスクワークに時間を割きすぎて実習がおろそかになっては困る．しかし，疑問をもった点や興味をもった問題を指導者とともにさらに追求できる余裕がある場合には，細かいレポートを作成することで得ることも多くなるであろう．

この本では，「症例レポート」本文に加えて，その前後に「レジュメ」と「解説」をそれぞれ提示している．「レジュメ」は一般には論文の結論や概要を簡潔にまとめたものと考えられているが，ここでは受け持った症例の報告会で出席者に症例の全体像や議論の要点を伝えるための資料としてまとめてある．相手に対して何を伝えたいのかを，短くポイントをおさえてまとめることが大切である．「解説」は，症例レポートの各項目の記述について，先輩からの意見をまとめ補足したものである．

1.3 利 用 法

臨床の現場にはじめて臨む学生諸君は，実習への漠然とした不安を抱えていると思う．臨床現場では教科書通りにことが運ばない．症状ごとに整理された教科書の記述と違って，患者が各人各様に示すいろいろな所見を，限られた時間の中で的確に観察し，それにもとづいて実習を進めるのは容易なことではない．そんなときに先輩たちの経験とその結果をまとめた症例レポートを読んでみよう．不安は意気込みに変わるかもしれない．たとえ受け持つ患者が別の疾患だったとしても，実習の流れや指導の形のおよそを把握していれば心強い．レポート作成に不慣れで戸惑う場合には，第2部で示した症例レポートを手本にして項目を立て，真似して書いてみることも試してみるとよい．少し慣れたら，第1部の第3章に示されてい

るたくさんの項目の記載事項の中から，何を省略できるか，何を詳しく書くべきかを考えながら実習を進めてもらいたい．過剰な考察や高度な文献的裏付けにこだわりすぎることなく，それぞれの実習内容や指導法に合わせて適宜アレンジして取り組んでほしい．実習において「症例レポート」の形に成果をまとめることは，理解を確かなものにするだけでなく自分史の貴重な1ページを残すこととともなる．

■文　献
1）日本理学療法士協会：臨床実習の手引き　第4版．2000．
2）日本理学療法士協会：臨床実習教育の手引き　第5版．2007．
3）田中錦三：学校教育での症例のまとめ方．大阪府理学療法士会誌　39：21-26，2011．
4）橘　香織，坂本由美，篠崎真枝，ほか：本学におけるOSCEの取り組みと課題．理学療法いばらき　14：37-42，2011．
5）才藤栄一監修：PT・OTのためのOSCE―臨床力が身につく実践テキスト―．金原出版，2011．

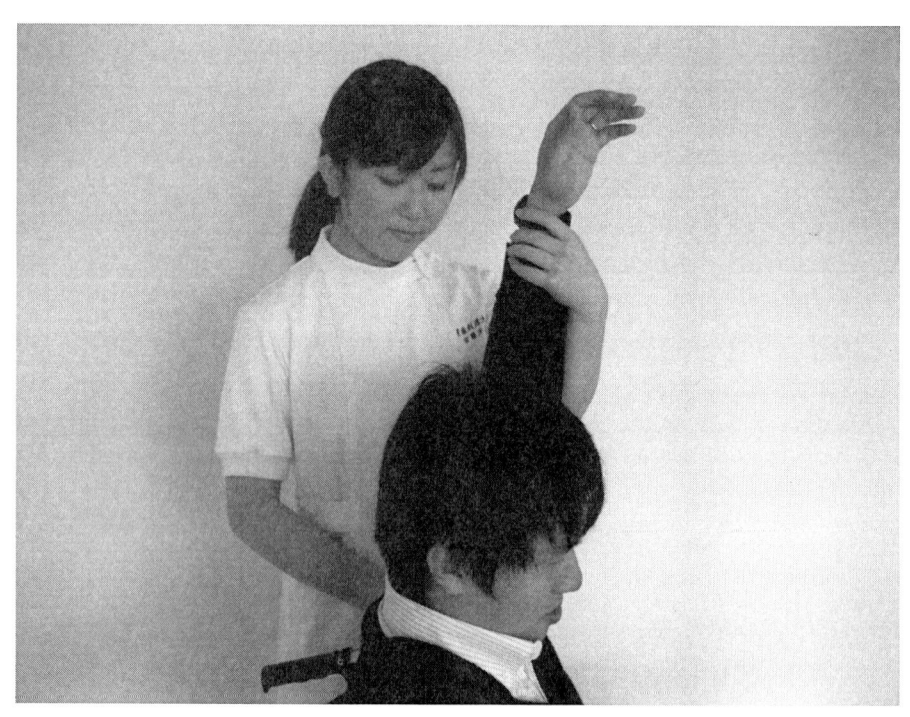

第2章
臨床実習の流れと症例レポートの役割

2.1 臨床実習の到達目標

第1章で述べたように,臨床実習のレベル到達目標は「基本的理学療法を独立して行うことができるレベル」[1]から,「基本的理学療法をある程度の助言・指導の下に行うことができるレベル」[2]へと,大きく転換した.主な理由を3つあげると,一人職場への就職率が下がったこと,資格取得後の新人教育を個々の施設の機能に合わせて行うようになったこと,資格をまだもたない実習生が1人だけで患者に対して直接的治療介入するリスクを回避するため,となろう.

2.2 実習環境の変化

医学・理学療法技術の急速な進歩によって実習環境が変化した.それにともなう臨床実習の方法に,従来の1症例ずつ担当をする形式からクリニカルクラークシップ形式への移行が見られる[3].

上述の状況の下,実習生諸君を待ち受けているのは多様な施設における多様な実習形式であり,実習指導者の側では,各養成校ごとに異なる教育方針の差をいかに把握し,対処するかの課題を抱えている.

2.3 実習の場と指導者

学生諸君は臨床実習を有効で実りあるものにするために,実習開始時のオリエンテーションの際,自分はどのような場所でどのような形式の実習を行うことになるのか,十分に予想し納得しておくことが大切である.

指導に当たる臨床実習指導者は,「3年以上の臨床経験をもつ者」と決められている.10年以上の経験をもつベテランが指導することもあれば,比較的経験の浅い若い指導者の場合もある.施設によって,複数の指導者が指導するところもあれば,1名の指導者が複数の学生を指導するところもある.また,特定の1症例を取り上げて,異なった視点から複数の指導者が指導することもあれば,症例を特定しないクリニカルクラークシップ方式による指導もある.クリニカルクラークシップでは,実習期間中,学生は指導者の助手的な役割を与えられる.指導者の傍らにぴったり随行する見習い修業である.指導者の行動を観察し,ときには補助しながら,臨床とはどのようなことかを体験することができる.ただし,1症例を担当する形式と同様,学生諸君が学びたいと思っている症例に必ず出会うとは限らない.

2.4 担当患者の決定

実習生が担当する患者の決め方は,実習施設の特徴や実習の目的によって異なる.急性期病院では,入院期間が2週間前後である.これは1症例を最終評価まで追うための期間としては短すぎる.一方,回復期病棟では,急性期の治療が終了した後の症例を担当する.そのため実習生は発症初期の状態を評価する機会をもつことができない.老人保健施設やデイサービスでは,維持期の症例が多い.維持期では状態の変化が小さいので,初期評価から最終評価への展開例を実習生ははっきり観察できないかもしれない.

このような条件を考慮した上で,実習指導者は学生の実習に適した患者を探す努力をしている.障害構造が比較的単純で,コミュニケーションが良好,実習期間中にADL(Activities of Daily Living)の向上の変化が現れる可能性が高く,リ

スクも少ないという好条件を満たす患者が理想ではある．しかし，そういった患者がいつでも見つかるわけではないので，学生諸君は複雑な障害構造をもつ難しい患者と向き合う場合にも備えてほしい．担当する症例が決まったら，患者の病態について医学的知識の予習復習をすることが好ましい．

臨床の場でクリニカルパスが用いられている場合には，その流れを把握し，リスク管理も含め理学療法士の役割を整理しておくとよい．

臨床実習にクリニカルクラークシップを採用している施設では，学生向きに特定の担当症例を決めないことが多い．実習生は，指導者自身が担当している症例を引き続き評価したり，指導者が実施している理学療法の一部を引き継ぐことがある．指導者について見学をしている間に，各症例の全体像のみならず，コミュニケーションの状況，疾患の状態，リスク，理学療法の介入手順などを観察し，個人の症例の状態把握に努めることが大切である．臨床に直接深く関わることになるので，学生諸君は一層の責任感と主体性をもって臨んでほしい．

2.5 情報収集

理学療法を進めるために使われる情報は幅広い．医師の治療方針や症例の全身状態などの狭義の医学情報（生化学データや看護記録などのカルテ情報，X線やCTなどの画像情報も）はもちろんのこと，発症前の状態を伝える患者の生活情報から家族構成，また介護保険や医療保障といった金銭情報にいたるまで，さまざまな必要情報がある．実習生諸君は，多くの情報の中から必要なものだけを選んで収集しなければならない．収集された情報は，症例の現在の状態を知るために，そして治療のゴールに向けて理学療法の実施計画を立てるために不可欠である．

患者やその家族と会って直接情報を得ることも重要である．ただし重要であるからといって必要以上に行動しないように注意しなければならい．特別な配慮が必要なのである．特に集めた情報については，情報の漏洩予防とプライバシーの保護に最大限留意し，第三者に情報が決して漏れることのないようにしなければならない．

2.6 患者および患者の家族との面談

患者は，障害を受けた機能の回復とそのための理学療法を希望しているのであって，自ら進んで学生のために症例となることを願い出ているわけではない．したがって実習中に，執拗に質問を繰り返して相手を不愉快な気持ちにさせるようなことはすべきではない．面談の場では，まず相手の話を聞こうとする姿勢が大切である．患者本人だけでなく，家族の話を聞く場合も同様である．話を聞くことからしか得られない貴重な情報もあることを忘れてはならない．学生諸君が十分注意しながら学習への強い意欲を伝えることができれば，相手は心を開いて協力してくれるであろう．

2.7 検査と測定

担当する症例について知らされたら，その症例を評価するのに必要な検査の種類と方法を予測して，あらかじめ知識をまとめておくことを勧める．臨床現場では教科書通りに検査測定が進まないことも少なくないが，標準的な方法について知識をもっていることと応用への心構えが大切である．クリニカルクラークシップでは，指導者といっしょに検査や測定を行う場面と出会うであろう．実際の検査や測定の手技を学ぶよい機会であるので，疑問が生じた点は曖昧なまま放置することなく質問をして確実に体得してほしい．

2.8 治療

学生であっても以前は，単独で症例を任され，評価から理学療法の実施まですべてを1人で受け持つ実習が見られた．現在では，治療の一部を学生が受け持つ場合でも，必ず指導者監視の下で実習が行われる．治療技術の習得は臨床実習の大きな目標であり，その経験は国家試験合格後，ただ

ちに活かされるものであってほしい．

実習生諸君は指導者がどのように理学療法を実施しているかをよく観察してほしい．たとえば患者が突然立ち上がったり不意によろめくなど，思いもよらない行動をとったとしよう．そんなときでも学生諸君は動転しないように予測と構えを怠らないことが大切である．指導者の姿恰好，手の当て方，脚の位置，声の掛け方，視線，環境の利用の仕方，あらゆる点に注目し見落とさないようにしよう．そして指導者の行為を模倣してほしい．模倣することで指導者の意図を推察，理解することができる．疑問については指導者と十分に議論を重ねることが必要である．

常に注意しなければならないことは，治療行為につきもののリスクである．症例に積極的に介入しながら同時に，第4章を参考に，リスクについての不安も克服してほしい．

2.9 デイリーノート

実習生は臨床実習の内容を毎日報告する必要がある．多くの実習施設では，その日の実習後，もしくは次の日に提出することになっているデイリーノートと呼ばれる報告帳が，実習生と指導者の間を往復するわけである．この報告によって指導者は，実習内容を再確認するとともに，学生がどの程度理解しているのか何が不足しているのかを知ることができる．デイリーノートには1日の行動の記録，学生が行った検査と測定の結果，指導者への質問，学生が自己学習を行った内容，報告事項などが記述される．指導者からは学生への課題を記す．臨床現場ではその場で質問ができない状況も多い．学生はデイリーノートを使ってその日に行った実習内容を整理し，疑問に思ったことや理解できなかったことを指導者に問うことができる．また，実習指導者は，予習の課題をデイリーノートを利用して学生に伝えることができる．このようにデイリーノートは，実習の場におけるきわめて有用な情報交換手段である．

クリニカルクラークシップでは，実習生は指導者にぴったりくっついて行動しているので，臨床の疑問はその場で質問することができる．よって，デイリーノートは，情報交換の手段としてだけでなく，毎日の実習の内容の記録としても活用される．

2.10 症例レポート

症例レポートとは，臨床実習がどのようになされたかを実習終了後に学生が記す記録である．学生が自分の担当した症例に対して，どのように判断して検査・測定を行ったか，それらのデータをどのように解釈したか，それにもとづいてどのような治療目標を立て，どのような治療プログラムを作り，治療を進めたか，その一連のプロセスを整理して示すものである．デイリーノートが，指導者による実習指導の手段として活用されるのに対して，症例レポートは，実習生が理学療法をどのように進めたかが概観できる記録として作成され，さまざまな目的で活用される（表2.1）．

症例レポートの作成は，理学療法教育の中で大きな位置を占めている．学生は症例レポートの作成を通して，研究論文や正しい診療記録を書く手順を学ぶことができる[4]．また，在学中に学ぶ知識の総括として，症例レポートを実習課題の1つとして重視している養成校は多い．一方で，症例レポートを課題としない養成校があるのにはそれなりの理由がある．学生が不慣れなレポート作成に多くの時間を取られ，貴重な臨床の場でも机に向かっていたり，自宅学習を抱え込んで睡眠不足状態のまま実習に出るといった困った現実を無視するわけにはいかないからである．

この本の第2部で「実習報告書」としても役立

表2.1 症例レポート作成の目的

1. 患者の状態を専門職の立場から把握し，得られた情報を正確な記録として残す技術の習得
2. 文章化という作業を通じて専門職の立場から対象例を正しく評価し，問題点をとらえる能力の習得
3. 臨床実習指導者の評価の資料
4. 同僚，後輩学生の学習資料

つA4用紙2枚程度の「レジュメ」の例文を示した．症例レポートの作成が負担と思う学生諸君も，この実習報告書だけは努力して作ってほしい．必要な事項を過不足なく，他人にわかりやすいようにまとめる技術を身につけることは大切である．

症例レポートは，科学論文や臨床報告のルールに則って書くのが原則とされているので，科学論文執筆のルールを参考にしてもよい[5]．しかし症例レポートは，臨床実習の評価の資料としても利用される．したがって多くの養成施設では「臨床研究の手引き」といったマニュアルを用意して学生に与え，論文の形式でありながら，しかも評価（表2.2）にも便利な形にレポートをまとめるように指導している．

この本で取り上げた実例も，第3章で後述する「症例レポート作成の手引き」に沿ってまとめてある．症例レポートの長さは症例によって，養成施設によって，実習施設によってさまざまであるが，A4判のレポート用紙で5～8枚程度が一般的である．

2.11 症例発表とレジュメ

多くの理学療法士養成施設では，症例レポートを実習の課題としていることから実習終了後の提出を求めている．また臨床実習の締めくくりとして症例レポート発表会を開催している．養成校によってはまだ臨床実習に参加していない下級生も発表会に参加する．彼らは近い将来受けることになる実習のイメージ作りに役立てている．

養成校で行う発表会とは別に，多くの実習施設が症例報告会を開いて臨床実習の仕上げを行っている．実習教育の一環として，症例発表（ケース・プレゼンテーション）を行う実習施設も多い．発表の形式は施設によってさまざまである．実習生たちは，決められた時間内に実習の要点を伝え仲間や先輩からアドバイスを受ける．この本でレジュメとして例示された要約を聞き手に配布した上で，場合によってはスライドなどを利用しながら話す形となるので，周到な準備が必要である．自分が話したいことだけでなく，聞き手が何を知りたいかを考え，与えられた時間内で発表してほしい．紹介したい内容は多いのに短い時間内に行わなければならない場合は，実習指導者の助言を受けて内容を絞り込んで発表に臨むとよい．

また，初期評価から最終評価まであわせて発表するときには，記載上は初期評価と最終評価を併記することでその変化を確認しやすくなるが，発表では時系列に沿って，初期評価，経過，最終評価の順で説明することが大切である．しばしば，項目ごとに初期と最終を比較しながら評価結果を説明する場面を見受ける．しかし，初期評価結果からどのように考えて理学療法を行ったのか，その結果として最終評価時にはどのように変化したのかを聴衆に理解してもらうためには，時系列に沿って説明しないと伝わらなくなってしまうので注意が必要である．

発表者の意見を求められたときには，自分の考えを簡潔に答える．間違いを指摘されても恥ずかしいことではなく，正しい考え方を教わるよいチャンスである．症例レポート提出の締め切りが症例発表会の後であれば，発表の際にもらったコメントも参考にして症例レポートを書き上げる．

ここでも個人情報の取り扱いに細心の注意が必要である．個人情報を入れることで発表が具体的になりわかりやすくなることは確かであるが，学生諸君は話のわかりやすさや具体性を優先させることなく，個人を特定できるような情報を排除する習慣を身につけてほしい．

ところがことは簡単ではない．実習施設という所は，個人を的確に特定し医療過誤を予防するこ

表2.2 症例レポート評価のポイント

1. 情報の収集が十分に行われているか
2. 症例レポートの形式が整っているか
3. 収集したデータが活用されているか
4. 患者や疾患の理解が十分であるか
5. 医学的に正しく記述されているか
6. 文章がわかりやすく書かれているか

とに努めているのである．そのため，診療行為の記録も指導者の氏名も個人が特定できる情報ばかりであり，実習関連記録から個人情報を徹底的に排除することは不可能である．実習記録に記載がどこまで許されるかの判断には，この本の症例レポートの取り扱い方の項を参考にするとともに，養成施設や実習施設の方針を確認する必要がある[6]．

■ 文 献
1) 日本理学療法士協会：臨床実習の手引き　第4版. 2000．
2) 日本理学療法士協会：臨床実習の手引き　第5版. 2007．
3) 中川法一：セラピスト教育のためのクリニカル・クラークシップのすすめ．三輪書店，2007．
4) 進藤伸一：臨床実習終了時のケースレポートの書き方（入門講座　ケーススタディの書き方・1）．理学療法ジャーナル　31（5）：345-349，1997．
5) 木下是雄：理科系の作文技術．中央公論社，1981．
6) 鶴見隆正，辻下守弘：理学療法　臨床実習とケーススタディー　第2版．医学書院，2011．

● **パソコン（PC）を使用してレポートを作成する場合の注意点**

個人情報の保護と関連してパソコンに保存したデータの管理にも留意しなければならない．以下に注意点を示す．

1. PCで作成したファイルには必ずパスワード（暗号化）をかけ，セキュリティ対策を行う．また，ファイルのみでなく，PCや記録媒体（USBメモリなど）にもパスワードを設定することが望ましい．
2. 他者と共有のPCを利用する場合は，PCの使用後にハードディスク上の作成書類は必ず消去し，PCに書類を残さない．
3. 実習書類の作成に利用した個人のPC，記憶媒体ならびに印刷物は，紛失することがないよう厳重に管理する．
4. PCにはセキュリティソフトをインストールし，常に最新の状態にして，ウイルス対策を怠らない．

第3章
症例レポート作成の手引き

3.1 はじめに

ここに列挙した項目は，日本理学療法士協会の『臨床実習の手引き』[1]に準拠して書かれた豊橋創造大学保健医療学部理学療法学科の臨床実習の手引書を参考にしている．項目の立て方は実習施設や養成校で異なるが，全体として書くべき内容はほぼ一致している．実習対象の患者に関する情報は膨大なものであるが，そのすべてを使うわけではなく，使用目的によって選択する必要がある．項目の内，＊印がついたものは必ず使う基本情報である．どのような症例レポートにも記載するように習慣づけてほしい．そして実習中にも折に触れて項目の一覧を参照し，重要な情報（項目）が落ちていないか確認してほしい．この章では，いくつかの項目で内容が重複しているものもあるが，症例によってどの項目を中心に整理するか，どのような順序で記述するかは実習指導者と相談して工夫してほしい．第2部で紹介する実例でも，対象疾患の特性や筆者の考え方によって項目立ては色々工夫されている．

3.2 表　紙

表紙にはレポートの表題，執筆者，所属を記載する．実習施設名，実習指導者名，実習期間など，個人の特定につながる可能性がある事項は記載しない．レポート提出日も記入しておくと後で役に立つ．表紙を用意しなくても，これらの情報は，レポートの冒頭に提示しておく．表紙をつける場合の例を示しておく．

症例レポートの表紙の例

　　　　　　　起立性低血圧を合併した頸髄損傷の一例

　　レポート提出日　　　平成25年9月9日

　　　　　　　　　　　　　　　　○○　花子
　　　　　　　　　　　　　　　　○○大学○○学部

3.3 まえがき（はじめに）

まえがきは，読者に対してレポートの内容を伝え，読者の興味を引くように書かなければならない．レポートの目的，治療にあたって特に重視した点，症例の特徴などを要約し，どのような観点からレポートをまとめたかを記載する．

3.4 症例の紹介（基礎情報）＊

(1) 年齢（○歳台で表す．前・後半は付けてもよい），性別，身長，体重
(2) 職業
(3) 主要な診断名
(4) 発症年月日，入院年月日は暦年で記載しな

いで経過を示す際の起点とする.
（5）障害名
（6）合併症
（7）主訴, ニーズ, ホープ

氏名や生年月日など個人を特定できる情報は, 一切記載しない. 最近ではイニシャルでも患者を特定できるとして, イニシャルの記載もしない.

その他, 各症例で特記すべき事項を記載する. 診断名と障害名の区別はまぎらわしいが, この本では脳梗塞などの病理学的診断を診断名, 左片麻痺などの症候による臨床診断を障害名と呼んでおく. 主訴, ニーズ, ホープの差も曖昧である. ここでは, 患者が治療を望んでいる苦痛の中でもっとも大きなものを主訴, リハ専門職が必要性があると判断した対策をニーズ, 患者やその家族のリハ治療に対する期待や希望をホープと大別してみた. ホープは内容によっては, 個人的・社会的背景で取り上げたほうがよいこともある. 合併症は既往症と区別がつきにくい場合もあるが, 合併症の有無のみではなく, 治療内容などもあわせて記載するとよい.

3.5　現　病　歴*

文章で書く場合と, 箇条書きにする場合がある. いつ, どこで, どのように発症したかという発症時の状況と, 発症時から実習生が担当するまでの主症状の経過を書く. 術後〇〇日, あるいは発症〇〇日と, リハ上重要な起点からの経過日数で記載する. このようにすることによって, 患者の治療が予定通り進んでいるのか, それとも遅れているのかがつかみやすくなるとともに, 匿名化に役立つ. 医療機関や施設名も記載しない. イニシャルも用いず, 文中の記載順にA病院, B病院, C施設, …とする.

複数の疾患が関連しているときなどは, 診断名や主訴を「症例の紹介」からこの項に移して, 個別に整理してもよい.

3.6　既　往　歴*

文章で書く場合と, 箇条書きにする場合がある. 主病変に関係する疾患を中心に要約する.

治療に影響する合併症があれば, その経過を加える. 股関節全置換術後の患者が虚血性心疾患を合併しているような場合には, リスク要因として「他部門からの医学情報」の項でまとめておいてもよい.

主病変に関係はないが, 大きな病気をした場合にも記録しておく. また, その病気・けがの現在の状態（治癒, 治療中, 使用薬剤など）もあわせて記載しておく. 介護保険の要介護度, 身体障害者手帳の等級の認定があれば付記する（個人的・社会的背景の項でまとめてもよい）.

3.7　家　族　歴

高血圧, 糖尿病, 遺伝性疾患の有無について記載する. 特になければ「特記すべきことなし」とする.

3.8　個人的・社会的背景*

（1）家族構成, キーパーソン, 同居家族, 近隣に住む家族, またその年齢なども, 治療の内容やゴールに関係するときに限り記載する.
（2）経済状況：主な収入源, 年金, 保険など
（3）教育歴, 職歴
（4）趣味, 嗜好
（5）病気前の1日の生活習慣, 果たしていた社会的役割や家庭内での役割. 受傷前, 発症前の状況は, ゴール設定の重要な鍵となる.
（6）家屋構造など生活環境
（7）患者本人や家族の要望など

個人的・社会的背景の把握は, 個人や家族のプライバシーに関わる項目なので, 情報収集には十分な配慮が必要であり, 得られる範囲内で済ませ, 強要はしない.

得られた情報に対しては守秘義務を負う. 漏洩に細心の注意を払い, 実習指導者と共同で情報の収集にあたるのが望ましい.

3.9 他部門からの医学情報*

通常は初期評価までの情報を書く．実習開始後の情報は，関連が一番強い項目の中で取り上げる．

（1）主治医の診察所見，手術所見，臨床検査データ，画像診断所見など，現病歴や合併症の項でも取り扱われるが，MRIやCTの所見などは，別項としてここでまとめておいたほうが整理しやすい．X線検査，CT検査，MRI検査，あるいは手術の所見を正確にスケッチすることは高度の専門的知識を要求されるので難しいが，上手に描けなくても挑戦してみる価値がある．スケッチは原疾患の部位や障害の程度を知るのに参考になる．

（2）患者の服薬状況：詳しい薬理作用は不要であるが，抗凝固薬（剤），抗菌薬（剤），降圧剤，鎮痛剤，安定剤程度の薬効は付記しておく．リハ実施中に配慮が必要な薬を服用している場合は副作用についても付記しておく．第2部の症例レポートのいくつかでは読者の便を図って，やや詳しい情報を追加してある．

（3）作業療法科など他の医療部門，職種からの情報：関連する部門としては，主治医が属している患者の担当科，看護部，リハビリテーション科の医師（リハ医），作業療法士，ケースワーカー，医療ソーシャルワーカーなどがある．

（4）理学療法を実施する上でリスクとなりやすい要因（高血圧，低血圧，虚血性心疾患，出血傾向，腎疾患，骨粗鬆症，認知症）を患者がもっていればここでまとめておく．これらの情報は情報源を明らかにしておく必要がある．

3.10 担当までの理学療法の経過

発症から実習生が担当するまでに理学療法が実施されているときには，その経過を書く．特に，理学療法士（Physical Therapist：PT）の介入状況を理学療法の観点からまとめておきたいときには，別項目で整理しておくとわかりやすい．現在治療を受けている医療機関の前に他の医療機関で治療を受けているときは，それについても触れること．現病歴と内容が重複するときには，まとめて取り扱ってよい．

3.11 機能診断学的評価*

患者の障害に対して評価を行い，評価の結果を書く．評価の時期の記入を忘れないようにする．

評価にあたって，その客観性，信頼性，妥当性を重視し，定量的に取り扱えるものはできる限り，定量的に記録する．記載方法や，基準は，広く使われている方法を用いるようにする．

表を利用して初期評価と最終評価を対比させるのもよい．結果が明瞭でない場合も，はっきりしない旨を明示し，記録を省略してはいけない．

3.12 統合と解釈

統合と解釈の内容を考察に移し，評価サマリーとして簡単にまとめることもあるが，近年では独立した項目として取り上げることが多い．

統合と解釈は，文字通り個々の検査結果をまとめ，それに意味付けを行う．具体的には，それぞれの検査で得られた情報を整理してその因果関係を分析する作業になる．この作業を通して問題点を抽出・整理し，次項の生活機能の中で阻害要因としてリスト化する．

3.13 生活機能（問題点）*

症例レポートの中心になる項目の1つである．患者のニーズ，受け持つまでの治療経過，患者の評価，患者のリスク管理にもとづいて，患者の問題点を整理し，それに対し治療方針を立てることになる．したがって問題点を具体的に書く必要がある．問題点は理学療法で解決が期待できるもの，理学療法の実施に影響があるものなど，いろいろな形で分類できる．レポートにまとめる際，性質が異なった分類を混在させないようにする．問題点がいくつかある場合には，重要な順に番号をつける．問題点相互に因果関係など関連があるときには，図や表を使って示すとわかりやすくなる．

障害や病気がある人でも，その人にとって障害の占める割合が大きいとは限らない．健常な機能が障害を上回って残存していることもある．リハビリテーションによって残存機能だけでなく潜在能力までも引き出して活用しようとするときには，障害以外のポジティブな要素にも注目して治療を進める必要が出てくる．そのようなときには問題点の整理に2001年5月にWHOで採択された国際障害分類（ICIDH）に代わる「国際生活機能分類（International Classification of Functioning, Disability and Health：ICF）」[3,4] を使ってみるとよい．ICFでは，機能障害を心身機能構造，能力障害を活動，社会的不利を参加というように，障害や不利とかといった後ろ向きの表現を避けて，前向きな表現となっている（障害がある場合には，それぞれ機能・構造障害，活動制限，参加制約と表現している）．

ICFの特徴の1つは，ICIDHのモデルに環境因子，個人因子を追加し，これらが患者のもつ"強み"に対して促進的に働くか，阻害的に働くかについても評価することを求めている点である．第2部の最初に示した「誤嚥性肺炎を繰り返し，身体機能低下を生じた症例」では，ICIDHの分類方式を踏襲して評価をまとめているが，その他のレポートでは評価をICIDHでいう【問題点】ではなくICFの理念にもとづく【生活機能】として，患者の"強み"をどのように活かすかにも注目している．ICFの立場をとった場合のチェックリストも出版されている[5]．

患者の障害を中心において Impairment level（機能障害・形態障害のレベル），Disability level（能力障害のレベル），Handicap level（社会的不利のレベル）と3層のレベルでとらえる方法もある[2]．これらを個人の障害度，ADLの自立度，社会復帰度と言い換えてもよい．解剖学的な器官レベルからとらえた患者の障害が，機能障害を引き起こし，日常生活にどう影響するかを考えた論法であり，具体的な治療方針に対応させやすいという特徴があるが，障害というマイナス面だけに目を向けていることへの批判があり，現在ではあまり使われなくなった．

3.14　治療目標（ゴール）＊

上述の諸項目からの情報を使って，2, 3週間後に到達可能な動作レベルを具体的に設定して短期目標（short term goal：STG）とする．また，同時に退院時，転院時，実習終了時に到達可能な動作レベルを具体的に設定して長期目標（long term goal：LTG）とする．どの時点を選ぶかは，疾患や病期によって異なる．

目標はADLのレベルや数値などを使い，具体的に設定する．このことにより治療効果の判定や実際と目標との差を定量的に評価できる．

ゴール設定理由，短期目標と長期目標との関連についても記述しておく．

3.15　治療プログラムの作成＊

初期評価時に実習生が作成する．取り上げた問題点に対応させて治療の目標と方法について計画を記す．治療内容は，治療項目を示すだけでなく，対象部位，治療時間，強度，治療頻度などを具体的に示し，それを見れば実際に同じ治療が再現できるように書く．実習として担当していない理学療法や，日常生活指導もレポートに含めて，その旨付記しておく．

クリニカルクラークシップのように，既存のプログラムやクリニカルパスが実習施設にあり，それに沿って治療する場合もある．

3.16　治　療　経　過

実習生が担当した期間に行われた治療と，それに関係した患者の変化（身体機能，心理的変化）を時間を追って示す．

治療目標や治療内容を変更した場合には，変更の時点がわかるように記述する．図や表を活用して示すとわかりやすくなることもある．また，中間評価，最終評価の時期に，それまでの結果を比較したり集約して記述する方法もある．

3.17 考　　察*

実習生は臨床実習に出るまでに標準的な理学療法の学習を済ませているが，実習ではその知識を習った通りに応用できるとは限らない．それぞれの患者に合わせた臨機応変な処理が必要となる．考察では，実習の内容を中心に生活機能（問題点），治療目標，治療プログラムなどの中から実習中に特に注目したものを選んで議論するとよい．指導者と相談して，テーマを選び，考察の内容を絞り込むことが大切である．「治療が予定通り進まなかった場合，その原因を考察し，代案を提示する」「典型的な経過をとらなかった場合，文献上の報告と比較して，その理由を考察する」「担当終了後，患者の経過がどうなるか（予後予測）考察する」などがよく取り上げられる．

3.18 まとめ（あとがき）

実習指導者によっては，ここにレポートの要約を置くように指導されるかもしれない．他に症例研究全体を通じての反省点，実習を通じて学んだこと，患者や実習指導者への感謝などを記す．

3.19 参考・引用文献

報告を書くにあたって参考にした文献を，規則に従って順序よく示す．読者が，必要に応じて原文献にたどり着くための情報，すなわち著者名，論文の表題，掲載誌，ページ，発行年を記載する．単行本の場合は出版社名の明記が必要である．学生諸君はリハビリテーション関係の学術雑誌を見て，文献の書き方の注意書きを参考にするとよい．次頁に引用文献リストの表記要項を示した．これは『理学療法学』や『理学療法ジャーナル』の投稿規定を参考にまとめたものである．

3.20 承　　認

多くの養成施設では，症例レポートに実習指導者のコメントや，署名を求めている．レポートを書き終わったら，実習指導者に提出して，コメントおよび署名，捺印を受けておく．

■文　献

1) 日本理学療法士協会：臨床実習教育の手引き　第5版．2007．
2) 今田　拓：日常生活活動と国際障害分類．土屋弘吉，今田　拓，大川嗣雄（編）：日常活動（動作）―評価と訓練の実際―　第3版．医歯薬出版，1992，27-36．
3) 上田　敏：新しい障害概念と21世紀のリハビリテーション医学―ICIDHからICFへ―．リハビリテーション医学　**39**：123-127，2002．
4) 障害者福祉研究会編：ICF，国際生活機能分類―国際障害分類改訂版―．中央法規，2002．
5) 網本　和，長沢　弘，吉村茂和（編）：理学療法チェックリスト．三輪書店，2003．

●[引用文献リストの表記要項]

アルファベットで表記する際は，「，」の代りに「．」を使用する．

著者のアルファベット順または引用順に番号を付けて配列する．

a．雑誌の場合

執筆者（執筆者が複数の場合は筆頭者から3名まで姓名を記し，それを超える場合は「他（ほか）」，英文の場合は *et al.* と略記する．著者全員を記入してもよい）：題名．雑誌名（慣用されている略称がある場合はそれを使用）　巻（号）：初出ページ-最終ページ，発行年．（月まで記入したときには文末のピリオドを省略）の順に記述する．

1）永尾久美子，清水　忍：片側大腿四頭筋最大等尺性収縮時における反対側同名筋の筋放電特性．北里理学療法学　**2**：83-88，1999．
2）清水和彦，中村　彩，永尾久美子，ほか：理学療法の臨床的根拠（エビデンス）―現況と展望―．リハ医学　**39**（1）：35-46，2002．
3）Nagasawa, H., Maeda, M., Kanda, T., *et al.*：Differences of locomotion function between left and right cerebral hemispheric lesions in ischemic stroke. *J. Phys. Ther. Sci.*　**13**：129-137，2001．

b．単行本の場合

① 単著または複数の著者の場合：執筆者（複数の著者の場合は筆頭者から3名まで姓名を記し，それを超える場合は「他（ほか）」と略記する）：書名．発行所，発行年，引用ページ（初出ページ-最終ページ）．

1）上田　敏：リハビリテーション医学の世界．三輪書店，1992，274-278．

② 編著，監修書の中の文献を引用する場合：執筆者（複数の著者の場合は筆頭者から3名まで姓名を記し，それを超える場合は「他（ほか）」と略記する）：題名．編者・監修者（複数の著者の場合は筆頭者から2名まで姓名を記し，それを超える場合は「他（ほか）」と略記する）：書名．発行所，発行年，引用ページ（初出ページ-最終ページ）．

1）長澤　弘：18　膠原病　疾患・障害解説と一般的理学療法プログラム．細田多穂，柳澤　健（編）：理学療法ハンドブック　ケーススタデイ．協同医書出版，1994，609-610．

③ 翻訳書の場合：邦文の文献の記載法に準じて訳書を示し，原著の情報をカッコ内に追記する．

1）加倉井周一，赤居正美（監訳）：リハビリテーション治療選択基準―リハビリテーション医学における科学性の追求―協同医書出版社，1997．(Basmajian, J. V., Banerjee, S. N.：Clinical decision making in rehabilitation：Efficacy and outcomes. Churchill Livingstone, 1996)

④ 学会発表の場合：発表者（複数の場合は筆頭者だけ姓名を記し，それを超える場合は「他（ほか）」と略記してもよい）：演題名．発表学会名，開催日時，開催地，（抄）抄録掲載雑誌名（慣用されている略称がある場合はそれを使用）巻：初出ページ-最終ページ，発行年．

1）平澤有里，ほか：健常成人における等尺性膝伸展筋力．第37回日本理学療法学術大会，2002.7，静岡，（抄）理学療法学　**29**：suppl.2，342，2002．
2）佐藤登志郎，宮原英夫，丸茂文昭，鈴木　潤，遠藤恭子，山上　純，竹内昭博，和田孝雄：ミニコンピュータを利用した輸液治療介助システムとその臨床的評価．第77回日本内科学会講演会，1980.4，東京，日内誌　**69**（2）：74-75，1980．
3）Suzuki, N., Nakamura, M., Saji, M., *et al.*：Overexpression of Ca^{2+} permeable AMPA receptors in rat dentate gyrus by HVJ-liposome-mediated gene transfer provides sensory stimulus-inducible epileptogenicity. The 2000 Society for Neuroscience Annual Meeting. 2000.11.6, New Orleans (30th Annual Meeting Society for Neuroscience Abstract, vol 26, part 1, p909, 2000)

第4章
事故の予防と処理（リスク管理）

4.1 はじめに

リハビリテーションの対象となる患者の年齢層が広がり，また開始時期の早期化にともなって，発症早期，受傷直後，術直後の患者に対する訓練が，訓練室だけでなく，ベッドサイドや冠疾患集中治療室（CCU）まで広がって行われている．疾患の種類，重症度の幅も増大し，多くの施設で悪性腫瘍，重症の多臓器不全，感染症などの患者がリハビリテーションの対象となっている．

したがって，リハビリテーションの実習においてリスク管理，すなわちどのようなときに事故が起こるのか，事故を未然に防ぐにはどうすべきか，事故が起こってしまったとき，その悪影響を最小にとどめるにはどうすべきかをあらかじめ考えておくことは重要である[1]．リスク管理の対象は広く，医療事故後の医療機関の責任，個人の刑事責任や民事責任，医療紛争に備える保険なども含んでいるが，ここでは，実習生が実習前と実習中に留意しなければならないことに絞って考える．

実習中に事故を起こしたり遭遇したりすることは稀であろうが，実習期間中に起こりやすい事故を想定した訓練を受け，対応法を体感しておくことが望ましい[2]．施設によって，あらかじめ事故発生時の対処法のオリエンテーションをするところもある．将来，医療人として活躍することになる実習生は，実習の一環として医療の現場におけるリスク管理のいろいろな側面を学んでおくことも大切である[3,4]．現代では質の高い医療が求められると同時に，内容の透明性が求められる情勢となり，マスメディアによる医療事故報道が多くなされるなど，医療を取り巻く環境には大きな変化が見られる．

4.2 実習生自身のリスク管理

a. 実習開始前の準備期間

実習中に起こりうる事故を想定して，適当な賠償保険へ加入する．

自己の小児感染症，結核，肝炎の感染歴を調べる（4.7 b. 参照）．

健康管理に気を配り，体調を整えておく．実習前は机に向かうことが多いが，運動をして実習に必要な体力をつけておく．感染予防のためにも，食事・睡眠など自己管理をしっかりする．

b. 実習期間中

精神的，身体的な健康管理につとめて，自分自身がストレスに負けないようにする．腰痛，筋肉痛などが起こることがあるので，不自然な治療姿勢を長時間続けないように注意する．

職場におけるセクハラ（sexual harassment）やパワハラ（power harassment）も重要な問題である．自身が受ける場合と相手に及ぼす場合とがある．前者の場合，疑念が生じたら母校の教員に連絡する．後者の場合も疑いをかけられたら母校に連絡して対応してもらうようにする．

4.3 患者のリスク管理

a. リハビリテーション開始前

実習生は実習指導者と許可動作，治療内容を確認する．

患者あるいは患者の家族にリハビリテーションの目的，内容を説明し，十分な理解を得ることが大切である．これは患者と治療者の関係を良好にするとともに，学生自身の知識の確認の機会でも

ある．

救急処置の復習（低血糖患者に対する飴など）を必ずしておく．理学療法と直接の関係がなくても，患者の生命に関わる情報（いわゆるバイタル；血圧，脈拍数，呼吸数，体温）のチェック[5]，患者の現症（感染症の有無，睡眠，朝食，不安，痛み，検査室所見，服薬状況など）のチェックをする．洩れがないように，チェックリストをつくって利用すると便利であろう．

b．リハビリテーション中の予防策

神経疾患，整形外科疾患，循環器疾患など疾患別に禁忌事項を確認する．転倒，転落，過伸展，原病の再発などの発生をあらかじめ予想して，対応を考えておく．危険な場所，危険な処置（運動負荷試験など）を理解しておく．特に，はじめての経験をするときには，事前に留意点の指導や手技のチェックを受け，できるだけ指導者の近くで仕事をする．患者がよろけたらすぐ支えられる位置に立ち，いつでも対応できるようにする．また常に患者に気を配り，目を離さないように心掛ける．患者は心理的にもダメージを受けやすい状態なので，会話の内容，動作や態度に注意する．

患者に対する，患者間の，患者からの感染予防については4.7 b．に別記した．

4.4　事故発生時・緊急時の対応

リハビリテーション患者の訓練時における急変・事故の統計[6]を見ると，某大学病院のリハビリテーション室では3年間に約90件の事故が発生している．急変は中枢神経疾患患者（28件），整形疾患患者（13件）に多く，事故も中枢神経疾患患者（28件），整形疾患患者（15件）が多い．急変の内容は嘔吐17件，痙攣9件で，生命に関わるような急変は2件に過ぎなかった．事故は転倒が34件で圧倒的に多く，疼痛5件，熱傷2件が続いた．経験の浅い療法士において発生件数が高かった[7]．訓練内容や動作の内容との関係は多岐にわたっているが，動的なものが多い．しかし，坐位，臥位でも転倒が起こっている．

事故が起きてしまったとき，患者が急変したときには，実習と関係があるなしにかかわらず付近に居る人に協力を求め，あるいは協力の要請に応じて応急処置をする．また，どんなに注意していても人間はミスを犯すものである．この点も心のどこかにとどめて冷静であることが大切である．事故を起こしたときはさらに第2，第3の事故を起こさないように落ち着いて対処する．動転のあまり隠蔽作業などに走らないこと．処置が一段落したら，速やかに上司，指導者に報告する．事故や急変後の病状説明は，指導者と相談して，複数の関係者立ち会いの上，誠意を尽くして行わなければならない．

表4.1に施設内で使われる事故報告書の一例を示す．

4.5　実習中の事故例

（1）訓練と訓練の間に，短時間目を離した隙に患者が転倒してしまった．

（2）高次脳機能障害で空間失認があるのに気づかずに訓練を進め，患者が訓練室内の器具にぶつかってしまった．

（3）車椅子のブレーキをかけ忘れていたために，暴走してしまった．

（4）温覚低下があることに気づかずにホットパックを当て，患者に火傷をさせてしまった．

（5）牽引の力が強すぎて患者に脱臼を起こしてしまった．

（6）床に這わせてあったモニターのコードに足をとられて患者が転倒してしまった．

（7）閉鎖病棟入院中の患者がリハビリテーション中に無断で院外へ出て行ってしまった．

（8）リクライニングベッドの背を持ち上げたままにして病室を離れたところ，柵の隙間に首を挟んでしまった．

この他，治療中に実習生が誤ってリハビリテーション室備え付けの器具を破損する事故もある．こういったときはただちに指導者に連絡して適切に対応し，二次災害を予防する必要がある．実習

表 4.1 医療事故報告書

医療事故報告書（院内報告書）						
				平成　　年　　月　　日提出		
部科課名		職名		氏名		印
患者氏名	（男・女）	年齢	歳	病名		
発生場所	病棟	科外来		科（室）	その他	
発生日時（職場の長への報告日時）	平成　　年　　月　　日（　）曜　　時　　分 （平成　　年　　月　　日（　）曜　　時　　分）					
事故の状況						
主治医（又は職場の長）の指示等						
対応の概要						
結果の概要，患者や家族の反応等						
警察への届出	届出の有無	有・無	届出日時	月　　日　　時　　分		
生命の危険度評価（職場の長の評価）	□極めて高い　□高い　□可能性あり　□可能性低い　□ない （特記事項：　　　　　　　　　　　　　　　　　　　　　）					
事故原因の分析						
職場の長の意見						
（注）　紙面が不足する場合は，詳細な記載をした別紙を添付する．						

［出典］　厚生労働省「リスクマネージメントマニュアル作成指針」より作成．

生は実習中の事故の体験や事故について考えたことをまとめておいて，後日折を見て母校の後輩や仲間に伝えてほしい．個人の実習レポートとは直接関係がない事柄であっても，重要な行為である．

4.6　患者との対話

実習生は他のスタッフと比べると担当ケースが少ないことから，1人の患者にかける時間が長くなる．その結果，患者も実習生も双方ともが知らず知らず親密感を深めていることがある．本来の担当PTや主治医が予後についての明言を避けているような場合に，患者側は実習生に密かに「一般にはどんなリハが行われていて，どのくらいよくなるのか」と聞き出そうとすることがある．実習生はそれにできる限り誠実に答えようとするかもしれないが，こういった対話はときに危険である．学生が正しく答えたとしても，場合によって

は答えが患者の心理に大きな打撃を与え，その後の治療に影響を与えかねないことを，十分に留意しておく必要がある．

4.7 感染予防

a. 院内感染に対する訓練室の特徴

リハビリテーション室での訓練は，セラピストと患者，あるいは患者間の感染の機会が大きい．その理由は下記のようにいくつかあげられる．

（1）入院中の患者と外来患者が同一時間帯，同一場所で訓練を行うため．

（2）重症度の異なる種々の患者（高齢者，糖尿病，ステロイド内服，化学療法，放射線療法後，免疫低下状態，悪性疾患，術後，小児患者など）が隣り合って各種訓練を行うため．

（3）セラピスト（医師，看護師，理学療法士，作業療法士，言語聴覚士など）が，同時に多数の患者を同時に担当し，訓練を行うため．

（4）訓練器具（マット，平行棒，エルゴメーターなど）を患者が共用するため．

b. 感染原因と予防策

院内感染の原因となる病原体はさまざまであるが，メチシリン耐性ブドウ球菌（MRSA），結核，B型肝炎ウイルス（HBV），C型肝炎ウイルス（HCV），エイズウイルス（HIV），梅毒，疥癬に関連した感染症，あるいは小児伝染病などが重視されている．予防にはこれらの感染経路，疫学，症状，診断法，予防方法について知っておく必要がある．多くの施設では院内感染防止のマニュアル[8]を用意しているので，あらかじめ目を通しておくとよい．

感染源であるその人が自分が感染源であることを自覚していない場合は特に伝播の危険性が高い．実習生諸君は，他人に感染させない，感染の仲介をしない，他人から感染しない，この3つを守り抜く心構えと注意が大切である．なによりも自分自身の健康状態に気を配り，結核，呼吸器感染症，皮膚疾患を患者に感染させることがないように注意する．特に小児を対象とする実習の場合には，実習に先駆けて麻疹，風疹，流行性耳下腺炎の既往，抗体価を調べ，抗体価が低く，感染する可能性がある場合には，あらかじめ予防接種を受けておくことが望ましい．

カルテ上で保菌者の確認を十分に行い，創傷の有無，程度の確認を行う（リハビリテーション処方箋に感染症の有無，種類，程度を明記）．リハビリテーションの現場では，血液に触れることは稀であるが，痰，唾液，尿，便などによる汚染はしばしば見られる．手指に傷，病巣がある場合はディスポーザブルの手袋を使用する．必要によっては紙マスクの準備を行う．訓練後は，治療器具などにアルコール，ウェルパスを噴霧し，拭き掃除などを行う．

c. ベッドサイド，訓練室での訓練

易感染宿主を最初に行う．次いで感染症のない患者から始め，排菌患者を最後にする．病棟，病室ごとに決められたガウン，手袋，マスクを着用する．汚染物を室外に持ち出さないように注意する．保菌者，排菌者には訓練室ではマスクを着用してもらう．

各患者の訓練前後に1回ずつ流水と石鹸により手洗いを行う．消毒は手術用イソジン（Isodine），あるいは塩化ベンザルコニウム（ウェルパス；Welpas）を用いる．訓練終了後の手洗い，うがいを十分に行う．

理学療法関連の感染予防とリスク管理を取り上げた文献を最後に紹介しておく[9-12]．

■ 文　献

1) 縄井清志，木村哲彦：理学療法士の危機管理—訓練室で生じた転落事故のリスク・アセスメント—．病院管理　**39**：23-29, 2002.
2) 日本理学療法士協会：臨床実習教育の手引き　第4版．2000, 21-23.
3)「看護管理」編集室：別冊看護管理　リスクマネジメント読本．医学書院，2001.
4) 亀田メディカルリハビリテーション：リハビリテーションリスク管理ハンドブック　改訂第2版．メジカルビュー社，2012.
5) 岡本大仁，道場信孝：バイタルサイン—診かたか

6）浜瀬さゆり，ほか：リハビリテーション患者の訓練時における急変・事故について．第15回東海北陸理学療法士学会抄録集 **72**，1999．
7）坂崎ひろみ，早川美和子，才藤栄一，ほか：リハビリテーション訓練時に発生した急変・事故について．総合リハ **37**（11）1067-1072：2009．
8）東京都福祉保健局：院内感染対策マニュアル，チェックリスト方式による基本事項の再確認．2010.10（http://www.metro.tokyo.jp/INET/OSHIRASE/2010/10/20kat700.htm）
9）内田成男，椿原彰夫，藤沢しげ子，ほか：理学療法現場での感染予防．理学療法ジャーナル **26**（5）：300-303，1992．
10）小林寛伊，吉村 理，高柳清美，ほか：特集 リハ現場におけるMRSA感染対策．臨床リハ **5**（8）：713-716，1996．
11）山上賢一：理学療法現場での医療事故対策—起きた時，あなたはどうする—．理学療法学 **32**（4）：183-187，2005．
12）日本リハビリテーション医学会編：リハビリテーション医療における安全管理・推進のためのガイドライン．医歯薬出版，2006．

●臨床実習参加前の感染症抗体検査と予防接種

　学生の臨床実習を依頼している施設から養成校に対して，院内感染防止のため麻疹，風疹，流行性耳下腺炎，水痘，B型肝炎等の抗体を検査して，抗体価が基準以下であれば，予防接種を受けてから実習に臨んでほしいという要望が出されることが多い．病院にはこれらの感染症の患者，感染に対する抵抗力の弱い小児や高齢者がおり，患者から学生への感染あるいは学生から患者への感染，学生を仲介した感染の危険が常に存在している．

　多くの養成校では，臨床実習前の学生にこのことを知らせ，実習直前になってあわてないように準備を呼び掛けている．なぜなら抗体検査の結果，抗体価が不十分であると判定された学生は，予防接種を受けなくてはならず，それにはある程度の時間が必要なためである．麻疹，風疹，流行性耳下腺炎，水痘の予防接種は，生ワクチンを使用するので，原則として1カ月以上の間隔を空けて接種が行われる．

　子どものころ，これらの病気の予防注射を受けていても，十分な免疫力が続いていない学生も少なくないので，入学時に一斉に検査を実施する養成校もある．検査の対象となる病気は通常，麻疹，風疹，流行性耳下腺炎，水痘，B型肝炎である．十分な抗体価がある学生に対して予防接種を実施しても問題がないとされているが，できるだけ感度が高い抗体検査法を利用することが望ましい．結核は，依然として重要な感染症であるが，臨床実習前の検査の対象としては取り上げられないことが多くなってきた．

第2部
症例レポートの実例

Ⅰ．誤嚥性肺炎を繰り返し，身体機能低下を生じた症例

Ⅱ．リハ意欲の向上に工夫をしたギラン・バレー症候群

Ⅲ．パーキンソン病の既往がある右脳出血により左片麻痺を呈した症例

Ⅳ．転倒により大腿骨転子部骨折を生じた症例

Ⅴ．サッカー中に受傷，試合復帰を目指すため，前十字靭帯再建術を施行した症例

Ⅵ．趣味のダンスを継続するために人工膝関節全置換術を施行した症例

Ⅶ．復職を目標とした回復期延髄梗塞の症例

Ⅷ．第8胸椎圧迫骨折後，自宅退院を目指してリハ中の症例

I

誤嚥性肺炎を繰り返し，身体機能低下を生じた症例

レジュメ

【症例】 80歳台前半，男性，身長156 cm，体重48 kg，BMI 19.7

【診断名】 誤嚥性肺炎

【現病歴】 入院3日前から発熱．食欲不振で搬送入院．入院日を0日として経過を表示する．

【既往歴】 6年前大腸癌手術．7カ月前と2カ月前に誤嚥性肺炎

【合併症】 高血圧（内服治療中）

【個人的・社会的背景】 娘夫婦と孫（1人）の4人暮らし．2階建ての持ち家に在住，入院前自立度は「障害老人の日常生活自立度判定基準」A1．介護保険要支援2を取得済み．
娘より：食事の際のむせこみが最近頻繁．屋内自立でなければ自宅退院は困難．

【医学的情報】 医師より：肺炎に対しては抗菌薬で対処中．嚥下機能検査の結果で摂食形態を検討．入院期間は肺炎の改善程度で判断．目標は屋内独歩．

MRIで軽度脳萎縮（＋），脳血管障害（−）．胸部レントゲン像で右下肺野に浸潤陰影

処方薬：抗菌薬，去痰薬

入院時検査所見：$PaCO_2$ 44.2 mmHg，PaO_2 55.2 mmHg，CRP 19.0 mg/dL，WBC 13000/μL

【他部門情報】 看護師より：ポータブルトイレ移乗は要介助．ケアには協力的．言語聴覚士より：摂食形態の検討予定．

【理学療法初期評価】 7日後　酸素2 L/分吸入下でベッドサイドで実施

(1) 意識状態：清明．(2) コミュニケーション：良好．(3) ホープ：1人で動けるようになりたい．(4) 認知機能：HDS-R 28点．

(5) 呼吸状態：安静時（ベッドアップ45°），酸素2 L/分吸入でSpO_2（酸素飽和度）97%，呼吸数18回/分，呼吸パターンは胸郭および腹式呼吸，呼吸音は全体的にやや低下．右側下葉で低下傾向，胸郭の動きは比較的良好．

(6) 喀痰能力：咳は弱めだがガーグリングとあわせてなんとか喀出可能．(7) ROM：両膝関節伸展−5°，両足関節背屈5°と制限あり．(8) MMT：体幹・足関節底屈は2．他は3．

(9) バランス機能：両側立位保持は片側上肢支持が必要．片脚立位は不可．(10) 歩行：前方介助下足踏み10歩．ボルグスケール 胸-15，足-16．疲労感著明．(11) 起居動作能力：寝返り自立，起き上がり軽介助，端坐位保持は可能．立ち上がり動作軽介助．

(12) 日常生活活動作能力（Barthel Index）30点．

【問題点】

Impairment level：#1 誤嚥性肺炎，#2 喀痰困難，#3 筋力低下，#4 持久力低下，#5 ROM制限（膝関節伸展制限，足関節背屈制限）

Disability level：#6 バランス能力低下，#7 歩行能力低下，#8 起居動作能力低下，#9 ADL能力低下

Handicap level：#10 屋内独歩自立でなければ自宅退院は困難．

【目標】 短期目標（4週後）：病棟内杖歩行日中監視．最終目標（8週後）：屋内独歩自立

【治療プログラム】

1．ストレッチング：膝関節，足関節中心　2．筋力強化：ゴムチューブ，重錘使用　3．呼吸：棒体操，喀痰喀出練習　4．起居動作：起き上がり，立ち上がり　5．歩行：平行棒内歩行　6．ADL：移乗動作，更衣動作中心　7．離床時間延長

【内科的治療経過】

0日　酸素2 L/分吸入．抗菌薬投与．
11日　CRP 3.5 mg/dL，WBC 9200/μL，酸素投与終了．
12日　内視鏡による嚥下機能検査実施．
13日　経口摂取をゼリーから開始．
15日　胸部X線検査で肺炎像改善．
20日　CRP 0.3 mg/dL，WBC 7200/μL，発熱（－）．
30日　ペーストおよびきざみ食へ移行．
81日　退院．

【理学療法治療経過】

7日　ベッドサイド運動療法介入開始．
13日　リハ室で開始．平行棒内歩行軽介助1往復．疲労感訴えあり．
27日　平行棒内歩行連続3往復可能．
35日　病棟内歩行器歩行監視で可能．
46日　病棟内日中ベッドトイレ間（約10 m）のみ杖歩行中等度介助で移動可能．
47日　リハ室杖歩行20 m軽度介助で可能．ボルグスケール　胸-15，足-14．
54日　立ち上がり40 cm台の高さから上肢支持なしでなんとか可能．
61日　病棟内トイレ移動杖なし歩行監視で可能．
72日　病棟内トイレ歩行移動自立．リハ室杖なし歩行20 m可．歩行後SpO$_2$ 97％．
74日　家族および本人に対し，自宅における運動療法，食事時の注意指導．

【理学療法最終評価】　80日　リハ室

（1）呼吸状態（安静時）：SpO$_2$ 97％，呼吸数15回/分，呼吸パターンは胸郭および腹式呼吸，呼吸音は全体的に比較的良好　（2）喀痰能力：咳とガーグリングで可能　（3）ROM：足関節背屈15°に改善　（4）MMT：下肢全体4－レベルに改善．（5）バランス機能：立位保持（手支持なし）2分可，片脚立位両側不可，FR 10 cm　（6）歩行：独歩連続50 m監視で可能．歩行後ボルグスケール　胸-14，足-14．10 m歩行速度：13.2秒　（7）起居動作能力：寝返り，起き上がりスムーズに可能．立ち上がり動作は40 cm台でスムーズに可能だが30 cm台はなんとか可能　（8）日常生活動作能力（Barthel Index）：85点．

【考察】

誤嚥性肺炎で入退院を繰り返している80歳台前半の男性である．今回の入院前からの身体機能や活動能力の低下が認められており，介護保険要支援2を取得済みである．本症例のホープは「1人で動けるようになりたい」である．リハ介入時には内科的治療により症状の改善が見られ，他の内科疾患や骨関節疾患の合併もなかったので，目標を屋内独歩と設定した．介入時の理学療法評価で，筋力および全身持久力の低下，病棟内における身の回り動作や移動能力制限を生じていた．そのため，離床を目標に車椅子乗車を促して耐久性の向上を心がけた．運動療法プログラムは，下肢の支持性を改善するために，呼吸に過度の負荷をかけないようにリスク管理を行いながら，下肢筋力強化練習やストレッチング，基本動作練習に励んだ．炎症反応の改善とともに，各身体機能や喀痰能力が向上し，基本動作である立ち上がり動作も介助なく可能となった．

誤嚥性肺炎は，再発の予防が重要である．入院期間中に言語聴覚士とともに，本人だけでなく，家族にも，退院後の運動療法継続の必要性を話した．あわせてプログラム指導と，きざみ食の徹底，食事時の姿勢，時間をかけた摂食などの食事時の注意点の指導を実施した．さらにケアマネージャーに対して情報を提供し，運動療法の継続や外出する機会を設けるよう依頼した．

症例レポート

【はじめに】
誤嚥性肺炎を繰り返し，著しい身体機能低下を生じたが，運動療法の介入で身体機能向上を獲得した症例を経験したので報告する．

【症例】
80歳台前半，男性，身長156 cm，体重48 kg，BMI 19.7

【診断名】
誤嚥性肺炎

【現病歴】
入院3日前に発熱．0日熱発継続，食欲不振のため当院搬送入院（以後，入院日を基準として表記）

【既往歴】
6年前に大腸癌（手術施行）．7カ月前と2カ月前に誤嚥性肺炎で他院入院（詳細不明）

【合併症】
高血圧（降圧剤の内服治療中）

【個人的・社会的背景】
娘夫婦と孫（1人）の4人暮らし．2階建ての持ち家に在住．生活空間は1階．寝具はベッド，トイレは洋式，玄関に15 cm程度の段差あり．趣味および運動習慣は特になし．入院前自立度は「障害老人の日常生活自立度（寝たきり度）判定基準」A1（屋内生活はおおむね自立，介助なしには外出しない．介助により外出し，日中はほとんどベッドから自立）．介護保険要支援2を取得済み．離れて生活する娘より，食事の際のむせこみが最近頻繁だったとの情報．屋内独歩自立でなければ自宅退院は困難である．

【医学的情報】
- 医師：肺炎に対して抗菌薬投与．嚥下機能検査の結果を見て摂食形態を検討する予定．入院期間は肺炎の改善状態で判断．目標は屋内独歩．
- 画像診断所見：MRI上，全体的に軽度の脳萎縮を認めるが脳血管障害は認められない．入院時胸部X線像で右下肺野に浸潤陰影を認める．
- 処方薬：パンスポリン（抗菌薬），ビソルボン（去痰薬）．
- 入院時血液臨床検査所見：pH 7.433，$PaCO_2$ 44.2 mmHg，PaO_2 55.2 mmHg，TP 5.4 g/dL，Alb 2.8 g/dL，CRP 19.0 mg/dL，WBC 13000 /μL．

【他部門情報】
- 看護師：ポータブルトイレへの移乗は介助要．ケアには協力的．
- 言語聴覚士：内視鏡による嚥下機能検査の結果を見て摂食形態を検討する予定．

【理学療法初期評価】
7日後　酸素2 L/分吸入下でベッドサイドで実施
(1) 意識状態：清明
(2) コミュニケーション：良好
(3) ホープ：1人で動けるようになりたい
(4) 認知機能：改訂長谷川式簡易知能評価スケール（HDS-R）28点
(5) 呼吸状態：安静時（ベッドアップ45°）：酸素2 L/分吸入でSpO_2（酸素飽和度）97％，呼吸回数18回/分，呼吸パターンは胸郭および腹式呼吸．呼吸音は全体的にやや低下，特に右側下葉で低下，胸郭の動きは比較的良好．
(6) 喀痰能力：咳は弱めだが，ガーグリングとあわせてなんとか喀出可能
(7) ROM測定（単位：°）：

		右	左
股関節	屈曲	125	125
	伸展	5	5
	外転	35	40
	内転	15	15
	外旋	50	50
	内旋	30	30
膝関節	屈曲	145	145
	伸展	−5＊	−5＊
足関節	背屈	5＊	5＊
	底屈	50	50

＊制限の認められるところ

（8）筋力測定：MMT；体幹屈曲および足関節底屈は2，その他は3．ハンドヘルドダイナモメーター（HHD）；等尺性膝伸展筋力　右0.21 kgf/kg，左0.25 kgf/kg

（9）バランス機能：両側立位保持は片側上肢支持要す．片脚立位は両側ともに不可

（10）歩行：前方介助下足踏み10歩程度で疲労感著明

- 安静時：血圧140/78 mmHg，心拍数88 bpm，SpO₂ 97％，呼吸数16回/分
- 足踏み後：血圧158/80 mmHg，心拍数110 bpm，SpO₂ 95％，呼吸数26回/分，ボルグスケール　胸-15，足-16

（11）起居動作能力：寝返り自立，起き上がり軽介助，端坐位保持は可能．ベッドからの立ち上がり動作軽介助

（12）日常生活動作能力（Barthel Index）：30点　食事0点，移乗5点，整容5点，トイレ動作5点，入浴0点，歩行0点，階段昇降0点，着替え5点，排便コントロール5点，排尿コントロール5点

【問題点】

Impairment level：

#1誤嚥性肺炎，#2喀痰困難，#3下肢筋力低下，#4持久力低下，#5関節可動域制限（膝関節伸展制限，足関節背屈制限）

Disability level：

#6バランス能力低下，#7歩行能力低下，#8起居動作能力低下，#9 ADL能力低下

Handicap level：

#10屋内独歩自立でなければ自宅退院困難

【目標】

短期目標（4週後）：病棟内杖歩行監視（日中のみ）

最終目標（8週後）：屋内独歩自立

【治療プログラム】

1. ストレッチング：頸部周囲，膝関節伸展，足関節背屈中心に実施．
2. 筋力強化練習：ゴムチューブと重錘使用し下肢筋力強化．
3. 呼吸練習：棒体操，喀痰練習．
4. 起居動作練習：起き上がり，立ち上がり動作練習．
5. 歩行練習：平行棒内から開始．
6. ADL練習：移乗動作，更衣動作中心に指導．
7. 離床時間の延長．

【内科的治療経過】

0日　酸素2 L/分吸入．点滴による抗菌薬投与開始

11日　血液検査所見：TP 5.6 g/dL，CRP 3.5 mg/dL，WBC 9200/μL，酸素投与終了．

12日　内視鏡による嚥下機能検査を実施し，ゼリー残留するも複数回嚥下で可能．誤嚥なし．ヨーグルトおよびペーストは残留，むせることあり．水分はとろみを加えればなんとか嚥下可能．

13日　経口摂取開始．ゼリーから開始．

15日　胸部X線検査で肺炎像改善．

20日　CRP 0.3 mg/dL，WBC 7200/μL，発熱認めず．

30日　内視鏡による嚥下機能再検査実施．ヨーグルトおよびペーストの残留認めず．きざみ食はやや残留するが可．ペーストおよびきざみ食へ移行．

33日　CRP 0.3 mg/dL，発熱認めず．

46日　CRP 0.2 mg/dL，WBC 5000/μL，TP 6.2 g/dL．

91日（13週）　退院．

【理学療法経過】

7日　ベッドサイドから運動療法介入開始．

13日　リハ室で開始．歩行：平行棒内軽介助1往復で疲労訴えあり．

- 安静時：血圧146/82 mmHg，心拍数84 bpm，SpO₂ 96％．
- 歩行後：血圧172/78 mmHg，心拍数110 bpm，SpO₂ 94％．ボルグスケール　胸-15，足-16．

27日　平行棒内両手すり用いて連続3往復可能，SpO₂は安静時97％から歩行直後96％と低下認

めず．

35日　病棟内歩行器歩行監視下で可能．

46日　病棟内日中ベッド⇔トイレ（約10 m）のみ杖歩行中等度介助で移動可能．

47日　歩行：杖歩行20 m軽度介助で可能
- 安静時：血圧138/78 mmHg，心拍数80 bpm，SpO_2 97%．
- 歩行後：血圧164/76 mmHg，心拍数104 bpm，SpO_2 95%．ボルグスケール　胸-15，足-14．

54日　立ち上がり：40 cmの高さから上肢支持なしでなんとか可能．

61日　病棟内トイレ移動杖なし歩行軽介助，監視で可能．

72日　病棟内トイレ歩行移動自立．リハ室杖なし歩行20 m可能．歩行後SpO_2 96〜97%．

74日　家族および本人に対し，自宅における運動療法の内容および食事時の注意を指導．

【理学療法最終評価】

80日　リハ室で実施．酸素投与なし．

（1）呼吸状態：安静時：SpO_2 97%，呼吸数15回/分，呼吸パターンは胸郭および腹式呼吸，呼吸音は全体的に比較的良好

（2）喀痰能力：咳とガーグリングの併用で可能

（3）ROM測定：足関節背屈，両側ともに5度→15度に改善

（4）筋力測定：膝伸展筋力；等尺性収縮（筋力/体重）右0.34 kgf/kg，左0.36 kgf/kg．MMT；体幹は初期評価時と変化なし，下肢は改善

（5）バランス機能：両側立位保持2分以上可能．片脚立位は両側ともに不可．Functinal Reach（FR）10 cm

（6）歩行：連続50 m監視で可
- 歩行前：血圧138/74 mmHg，心拍数76 bpm，SpO_2 96%
- 歩行後：血圧150/80 mmHg，心拍数94 bpm，SpO_2 95%．ボルグスケール　胸-14，足-14．10 m歩行時間13.2秒（23歩）

（7）起居動作能力：寝返り，起き上がりスムーズに可能．立ち上がり動作（上肢支持なし）40 cm台：スムーズに可能，30 cm台：なんとか可能

（8）日常生活動作能力（Barthel Index）：85点食事5点，移乗15点，整容5点，トイレ動作10点，入浴0点，歩行15点，階段昇降5点，着替え10点，排便コントロール10点，排尿コントロール10点

【考察】

誤嚥性肺炎で入退院を繰り返している症例である．高齢者は，咳嗽反射の低下，気道上皮線毛の器質的障害および体液性・細胞性免疫の障害などにより肺炎に罹患しやすい[1]．本症例も80歳台前半と高齢であり，生体防御能の低下などにより，肺炎を頻繁に患っていたものと考える．理学療法は，内科的治療により炎症反応が落ち着いてからの介入となった．

初期評価はベッドサイドで実施したが，著しい身体機能の低下と喀痰能力の低下が認められた．この低下は今回の入院後，理学療法が介入するまでの約1週間の安静治療による廃用性機能低下だけによるとは考えにくく，今回の入院前からすでに身体機能や活動能力が低下していたと考えられるため，これらの点をプログラムの立案および目標設定の際に配慮することが必要と考えた．

本症例のホープは「1人で動けるようになりたい」であった．このホープに対し，理学療法介入時に内科的治療が有効で症状が軽快していたこと，他の著しい内科および骨関節疾患がなかったこと，認知機能が低下していなかったことを考慮し，積極的に介入可能と考え，屋内独歩を目標として設定した．ちなみに市村ら[2]は，認知機能低下症例は大腿骨頸部骨折の予後が悪いと報告している．

介入時の理学療法評価では，筋力および全身持久力の低下を認め，病棟内における身の回り動作や移動能力に制限を生じていた．さらに体幹筋力の低下によって喀痰能力が不十分であった．これらの早期改善を果たすために病棟と連携し離床を目標に掲げ，日中できるだけ車椅子乗車を促して

耐久性の向上を目指した．その結果，徐々に耐久性が向上し，病棟から理学療法室に移行して運動療法を行うことが可能となった．

運動療法プログラムは，下肢の支持性を向上するために，下肢筋力強化練習やストレッチング，基本動作中心に作成した．またこれら運動療法実施の際には，酸素飽和度の低下や呼吸苦の訴え，過度な疲労を生じさせぬように注意した．

肺炎の症状の緩解とともに身体機能も徐々に改善し，各種身体機能の向上，喀痰能力の向上，下肢筋力の向上が見られ，基本動作である立ち上がり動作も介助なしに可能となった．山崎ら[3]は，高齢者を対象とした歩行と下肢筋力との関係において，徒手筋力計で体重比膝伸展筋力が 0.35 kgf/kg を上回る症例では，独歩の可能性が高いことを報告している．本症例は，初期評価時には右 0.21 kgf/kg，左 0.25 kgf/kg であったため下肢筋力強化を進め，退院時には右 0.34 kgf/kg，左 0.36 kgf/kg まで改善し，独歩獲得までにいたることができた．また本症例が実施可能な動作能力を担当する看護師に把握してもらうために，病棟でリハビリテーションを一緒に実施するなど，過度な介助による機能獲得の遅延を防ぐ工夫を行った．

誤嚥性肺炎は，いかにして再発を防ぐかが重要である．入院期間中に退院後に誤嚥を繰り返さない工夫や身体機能維持法を指導しておくことが必要と考え，言語聴覚士，栄養士とともにきざみ食やとろみ食の徹底や食事の際の頸部の過伸展予防，ゆっくり摂食するようになどの食事時の注意点，ならびに退院後の運動療法継続の必要性を本人だけでなく家族に伝えた．さらにケアマネージャーに対しても，口腔ケアと運動療法の継続や外出する機会を設けるように依頼した．

約2カ月の運動療法の介入により，最終評価において歩行機能の向上および日常生活動作能力の向上が認められた．これは，内科的治療が奏効したことに加え，症例自身が回復への高いモチベーションを維持し続けたこと，病棟看護師による早期院内ADL改善への対処が適切であったこと，順調な運動療法が実施できたこと，内視鏡による嚥下機能検査を行いながら摂食形態を管理できたこと，言語聴覚士による嚥下練習が実施されたことなどによって，症例の全身状態および身体機能の改善が果たされた結果と考えられた．QOLの低下の原因を特定し，それらを多くの医療関係者の共同作業で1つひとつ解決することによって，患者のQOLの向上に役立てることができた成功例であると考えられる．

【参考文献】
1） 三木 誠，渡辺 彰：老化と呼吸器感染症．*The LUNG perspectives* **15**：180-186，2007．
2） 市村和徳，石井佐宏：高齢者大腿骨近位部骨折の退院時歩行能力に影響を与える因子―ロジスティック分析を用いた解析―．整形外科 **52**：1340-1342，2001．
3） 山崎裕司，長谷川輝美，横山仁志，ほか：等尺性膝伸展筋力と移動動作の関連―運動器疾患のない高齢者患者を対象として―．総合リハ **30**：747-752，2002．

解説

■■ここがポイント■■

要支援から軽度要介護レベルの患者の廃用による身体機能低下に対するアプローチと，それによる変化を確認しよう．病棟と連携して日中の活動量を上げるとともに，言語聴覚士や栄養士，看護師などの他職種とも積極的に連携した取組みが成果に結びついている様子にも注目しよう．

【はじめに】

本症例報告のポイントを述べているが，運動療法介入のためのタイミング，注意点にも簡潔に触れておくとよい．これらの情報は，読者が本症例を読み解く指標となる．

【症例】【診断名】【現病歴】【既往歴】【合併症】

誤嚥性肺炎の原因となる疾患の情報が後に行う運動療法のプログラム立案につながるため，情報収集が必要となる．他院での入院期間，治療内容，理学療法介入の有無などの情報を得るため，施設間連絡票があれば有効に活用すべきである．既往に高血圧を有していることを考慮すると，肺炎の治療の経過に合わせて高血圧など合併症の経過の把握も必要である．

【個人的・社会的背景】

入院前の生活状況が上手にまとめられている．自宅への退院の基準が，屋内での身の回り動作の自立ということがここで確認されている．入院前からむせこむことが頻繁との情報を家族から得ており，肺炎の再発予防に家族指導が必要だということがわかる．

【医学的情報】【他部門情報】

入院時の血液所見から栄養状態の低下（TP 5.4 g/dL）や，炎症のマーカーであるCRPや感染を示すWBCが高かったことがわかる．MRIを用いて脳の画像診断を実施しているが，これは誤嚥性肺炎の発症要因の1つである脳血管障害との関連を見るためである．看護師からの情報により，現在の日常生活能力レベルが推察される．日中の過ごし方，座位をどの程度とれているかの情報を得ると，持久力向上の目的で実施する離床時間の設定が容易となる．言語聴覚士とともに摂食時の座位姿勢などについて検討する必要があることがわかる．

【理学療法初期評価】

〈意識状態・コミュニケーション・ホープ・認知機能〉

意識レベル，認知機能に大きな問題なく，リハ阻害因子とはならないことがわかる．

〈呼吸状態・喀痰能力〉

本症例は呼吸器のリハビリテーションを主な対象としているので，記載された呼吸状態に加えて努力性呼吸の有無や努力時に用いる筋群の収縮程度の評価がほしい．喀痰が困難ということであるが，まったくできないのか，看護師による吸引を必要とするのか，また喀出した痰の性質（粘稠性が高いかなど）を把握するとプログラム設定の際に役立つ情報となる．

〈ROM測定〉

呼吸機能に障害を有している場合は，頸部や肩関節に制限が生じる場合があるため，下肢だけでなく，上肢についても評価する必要がある．

〈筋力測定〉

MMTについて，摂食時の良好な姿勢の保持や呼吸と関連のある筋を整理して評価を実施するとわかりやすい．

〈バランス機能〉

坐位バランス状態を評価すべきである．離床練習の際に車椅子乗車時間を延長することが可能となれば，端坐位時間延長に移行することになる．そのため，座位バランス評価が重要となる．

〈歩行・起居動作能力〉

まずは歩行が可能かどうかを評価，記載すべきである．足踏み前後のバイタル変化の記載は客観的で経過の定量的な比較に役立つ．

〈日常生活動作能力〉

単純に点数を記載するだけではなく，点数の減点理由を調べ付記しておくとよい．

【問題点】

従来から利用されている ICIDH の階層レベルに従って評価が行われている．本症例のように，高齢で起居動作能力に問題があるものの，コミュニケーションは良好で認知機能にも問題がない症例では，問題点のみを取り上げて記述するのではなく，障害像の把握として肯定的部分も同時に記載して，全体像を把握する ICF の考え方につなげるとよい．

【目標】

短期目標，最終目標とも，それぞれの目標期間を短くし，半分ぐらいに設定するとよい．また，最終目標は，身の回り動作の自立としてよい．

【治療プログラム】

実施内容や負荷の程度など，細かく記述しておくことが望ましい．またプログラム実施における注意点などもあわせてここに記載するとよい．

【内科的治療経過】【理学療法経過】

肺炎を中心とした治療の概要がよくまとめられている．重要な基礎データに関しては，経時的な変化をグラフで提示するのも一法である．

【理学療法最終評価】

〈呼吸状態・喀痰能力〉

安静時の呼吸状態が初期評価時と比べ，改善したことがわかる．

〈筋力測定〉

下肢筋力の順調な回復が認められる．

〈バランス機能・歩行・起居動作能力〉

それぞれ客観的な情報が提示されており状態がわかりやすい．歩行時の呼吸数を測定することも追加したい．

〈日常生活動作能力〉

初期評価から点数に変化があれば，変化理由を付記する．退院時の家族指導を実施するために細かく評価する必要がある．

【考察】

理学療法を実施するにあたっての基本的な考えが最初に述べられ，目標設定，理学療法介入，経時的な変化という順に考察されている．特に身体機能の代表として下肢筋力と嚥下機能を取り上げ考察している．しかし，起居動作能力の改善には，呼吸機能が大きく関係しているので，呼吸機能の経時的変化を含めて起居動作の改善を考察する必要があった．退院後に再び誤嚥による身体機能の低下が予測されるので，退院後の生活指導は，地域包括支援センターなど，地域のプログラムと連携をとりながら行うことが望ましい．また，家族の協力をいかに活用するかも重要である．

Ⅱ

リハ意欲の向上に工夫をしたギラン・バレー症候群

レジュメ

【症例】 50歳台，女性，158 cm，51 kg
【診断名】 ギラン・バレー症候群
【現病歴】 入院1カ月前に歩行困難を自覚．その後四肢のしびれが出現，独歩不能となり入院
【既往歴】 5年前に椎間板ヘルニア（保存的加療）
【個人的・社会的背景】 家族構成：会社員の夫と2人暮らし．車で20分程度のところに娘家族が居住．長男は遠方．職業：パート（立ち仕事，6時間/日）．家屋構造：一戸建て．
【医学的情報】 検査所見（入院時）
髄液細胞数3/3，髄液蛋白84 mg/dL
正中神経：左CAMP振幅低下 深腓骨神経：左伝導速度延長，右反応なし
治療経過：入院日から5日間IVIG（ベニロン5 g）静注．7日目ステロイドパルス療法開始．5週ステロイドパルス療法終了．14週で他院に転院
【理学療法評価】 初期評価：入院1週．最終評価：入院14週．
〈バイタルサイン〉血圧，脈拍数，呼吸数：初期，最終とも問題なし
〈意識レベル〉初期，最終ともに清明
〈コミュニケーション能力〉初期，最終とも良好
（1）上肢機能
ROM：初期，最終とも制限なし
MMT：初期，最終において左右とも4レベル
握力：（kgf：Rt./Lt.） 初期20/8 最終23/15

感覚：

	初期	最終
触覚	左右ともに軽度鈍麻 8/10	
位置覚	問題なし	
異常感覚	上肢全体にしびれあり（特に手掌に強い）	

筋緊張，深部腱反射：初期，最終ともに正常．
（2）下肢機能
ROM：初期，最終とも制限なし
MMT：初期3レベル，最終4レベル

【StrengthErgo240®駆動練習時の最大トルク推移】

StrengthErgo240®（アイソキネティック運動，30 rpm）

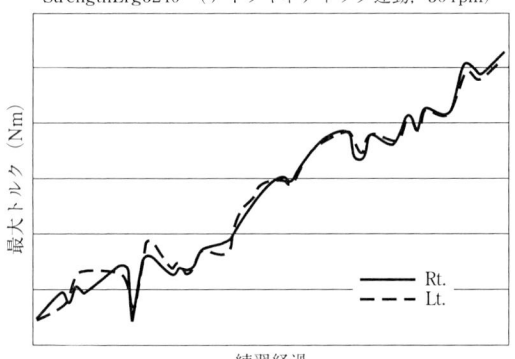

（グラフ：縦軸 最大トルク (Nm)，横軸 練習経過，Rt.（実線），Lt.（破線））

感覚：

	初期	最終
触覚	左右ともに軽度鈍麻 8/10	
位置覚	左右とも 3/10	左右とも 8/10
異常感覚	下肢全体にしびれあり（特に下腿，足部に強い）	

筋緊張：（初期）左右とも低下，（最終）左右共正常 下肢深部腱反射：（初期）左右とも低下，（最終）左右とも正常

(3) 病棟内 ADL

	初期	4週	最終
Barthel Index	50/100	40/100	100/100

初期には，端坐位での動作は自立．移乗動作，立位保持は介助要．4週では，端坐位保持も不安定になり，介助量が増加．最終では，T字杖用いて院内歩行自立レベル．

【生活機能】 ○促進因子，●阻害因子

	初期	最終
健康状態	●ギラン・バレー症候群 ○その他合併症なし	●ギラン・バレー症候群 ○その他合併症なし
心身・身体	●両下肢優位の麻痺 ●下肢深部感覚の低下 ●上下肢のしびれ ●精神的に繊細，神経質 ○上肢機能が保たれている	●上下肢のしびれ ●下肢深部感覚軽度鈍麻 ○上下肢筋力ともに4レベルに改善 ○精神的に前向き，リハ意欲高い
活動	●起居動作，移乗動作に要介助 ●立位保持が不可能 ●車椅子操作が未熟 ○ベット上端坐位自立	●階段や坂道，屋外歩行に安全のための見守り必要 ○院内ADL自立
参加	●自宅復帰困難 ●復職困難	●自宅復帰困難 ●復職困難
環境	●夫と2人暮らし ○持ち家 ○長女家族が近所に在住	●夫と2人暮らし ○持ち家 ○長女家族が近所に在住 ○リハを行える転院先決定

【治療目標】

	初期	最終
短期目標（約2週間）	#1 車椅子操作の獲得 #2 関節拘縮の予防 #3 麻痺の改善，筋力向上	#1 ADL自立（屋内外） #2 筋力向上 #3 バランス能力向上
長期目標（退院まで）	#1 自宅退院 #2 復職	#1 自宅退院 #2 復職

【理学療法経過】

6日目　リハビリテーション（リハ）室でPT，OT開始．下肢ストレッチ，下肢自動介助運動，移乗動作練習，車椅子駆動練習，立位練習．

4週　端坐位不安定，筋力低下，起立練習中止．

6週　起居動作，床上動作練習．

7週　立位練習再開．歩行練習開始（平行棒内両膝装具，両短下肢装具使用→歩行器装具あり→歩行器装具なし→両ロフストランド杖→片ロフストランド杖→T字杖）．

8週　2回/日に理学療法時間延長．階段昇降，屋外歩行練習など．

9週　外出．

14週　リハ終了．

【考察】

ギラン・バレー症候群は，一般に予後良好，麻痺は改善傾向に進む．しかし，初期の段階での麻痺の程度や，廃用性機能低下の程度によって個人個人，回復の度合いが異なる．本症例は，リハ開始4週には麻痺の進行が見られた．さらに，ギラン・バレー症候群発症のショック，予後への不安が増し，入院生活のストレスも重なったため，リハ意欲が低下した．麻痺の進行はすぐに止まり，上肢筋力の改善が見られたにもかかわらず，活動量が低下したため，廃用性機能低下（下肢可動域の低下，下肢筋力の低下）が進行した．そこで，大部屋へ移動させ，車椅子自操を促した．リハでは，廃用性機能低下の予防・改善と麻痺の回復を目指し，回復の程度を数値により提示できるStrengthErgo240® 装置をトレーニングに取り入れた．これを契機に患者のリハ意欲が向上し，装具を用いた立位練習や，歩行練習，起居動作練習などADLに即したプログラムも組み込むことができた．また外出，外泊などを繰り返し行うことで家庭復帰への準備も行った．本症例は，自宅退院が可能なレベルにまでに回復したが，本人，家族の希望から他病院への転院となった．

精神機能が保たれている疾患は，特に，リハ意欲がリハ進行の大きな影響因子となる．本症例のように，精神的な弱さ，繊細さが目立つ症例では，リハプログラムの内容を工夫して，麻痺の改善を妨げないようにし，廃用性機能低下を予防する必要があった．

症例レポート

【はじめに】

今回下肢麻痺優位のギラン・バレー症候群の一例を担当した．リハビリテーション（リハ）開始後，麻痺の進行とともに精神的に落ち込み，活動量が低下した結果，廃用性機能低下が進み，機能回復に難渋した．

【症例】

50歳台，女性，身長158 cm，体重51 kg，BMI 20.4

【診断名】

ギラン・バレー症候群

【現病歴】

入院の約1カ月前から感冒症状があり，続いて全身のだるさを自覚．さらに歩行困難を自覚するようになり，当院救命救急センターに自家用車を運転して来院し受診した．しかし，診察の結果，特に異常所見は見られないとのことで帰宅となった．ところが翌日には四肢のしびれも出現し，独歩不能となったため，再度当院を受診した．ギラン・バレー症候群の疑いで精査のために即日入院した．

【既往歴】

5年前椎間板ヘルニア（保存療法で経過観察）

【個人的・社会的背景】

- 家族構成（女性○，男性□）

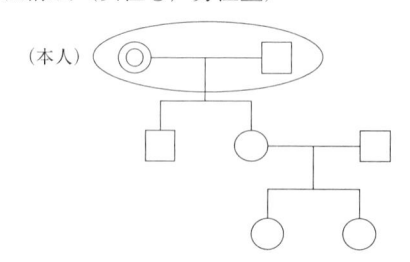

（本人）

夫と2人暮らし，夫は会社員（夜勤勤務あり）．車で20分程度のところに娘家族が居住．長男は遠方で一人暮らし．

- 職業

主婦業，パート（月～金，6時間／日勤務，立ち仕事，車通勤15分，10年間勤務）

- 家屋構造

一戸建て（2階屋），寝室は2階，ベッド使用，階段には一側に手すりあり，トイレは洋式．

【医学的情報】

- 血液・髄液検査所見（入院時）

AST 168 IU/L, ALT 199 IU/L, LDH 459 IU/L, γ-GTP 46 IU/L, WBC 5900/μL, RBC 380万/μL, Hb 11.4 g/dL, Plt 26万/μL, 髄液細胞数 3/3/μL, 髄液蛋白 84 mg/dL, 髄液 glu 45 mg/dL, 髄液 IgG 13.7 mg/dL

- 神経伝導速度

正中神経：左CMAP（compound muscle action potential）振幅低下

深腓骨神経：左伝達時間延長，右反応なし

- 入院後治療経過

入院直後～5日目　IVIG（ベニロン5g）静脈注射施行

7日目　しびれに対しステロイドパルス療法を開始

14日目　しびれに対しメチコバールを投与．しかし，投与後3日目から薬疹が出現し投与を一時中止し，テグレトールを内服

5週目　ステロイドパルス療法を終了し，リハ中心の入院生活へ移行

【入院後理学療法経過】

6日目　リハ室で午前にPT, OT開始

4週目　端坐位不安定，筋力低下（麻痺の進行）

7週目　平行棒内歩行練習を開始

8週目　午前，午後の2回／日にリハ時間延長

9週目　外出，転院先見学

14週目　他院へ転院

【理学療法評価】

初期評価＝リハ開始時（入院後1週目），最終評価＝リハ最終日（入院後14週目）

〈バイタルサイン〉

初期，最終ともに運動前，運動中，運動後の血

圧，脈拍数，呼吸数に問題なし．運動による不整脈の発現もない
〈意識レベル〉
初期，最終，ともに清明
〈コミュニケーション能力〉
初期，最終，ともに問題なし
〈リハ意欲〉

初期：症状に対しての不安が大きくリハに対して集中できない状況
麻痺進行時（4週目）：症状進行に対してのショックが大きくリハ拒否
最終：症状改善のためにはリハが重要であることを自覚

〈身体運動機能〉
(1) 上肢機能
関節可動域（ROM）：（初期）制限なし，（最終）制限なし
筋力：

	初期	最終
MMT	左右ともに4レベル	左右ともに4レベル
握力計（EVERNEW）使用 （Rt./Lt.）		
握力	20 kgf/8 kgf	23 kgf/15 kgf
ハンドヘルドダイナモメーター（HHD）使用 （Rt./Lt.）		
三角筋筋力	5.7 kgf/5.6 kgf	6.0 kgf/6.0 kgf
上腕二頭筋筋力	5.5 kgf/5.3 kgf	5.9 kgf/5.7 kgf
上腕三頭筋筋力	5.3 kgf/2.5 kgf	5.6 kgf/3.3 kgf

感覚：

	初期	最終
表在感覚（触覚）	左右ともに軽度鈍麻 8/10	
深部感覚（位置覚）	問題なし	
異常感覚	上肢全体にしびれあり（特に手掌に強い）	

筋緊張：初期，最終，ともに正常
深部腱反射：初期，最終，ともに正常
(2) 下肢機能
ROM：

	初期（Rt./Lt.）	4週（Rt./Lt.）	最終（Rt./Lt.）
股関節屈曲	125/125	115/115	125/125
股関節伸展	15/15	5/5	10/10
股関節外転	45/45	30/30	40/40
股関節内転	20/20	15/15	20/20
股関節外旋	45/45	30/30	40/40
股関節内旋	45/45	30/30	40/40
膝関節屈曲	135/135	120/120	135/135
膝関節伸展	0/0	0/0	0/0
足関節背屈	15/15	5/5	20/20
足関節底屈	60/60	55/55	60/60

筋力：

	初期（Rt./Lt.）	4週（Rt./Lt.）	最終（Rt./Lt.）
MMT	左右ともに3レベル	左右ともに2レベル	左右ともに4レベル
HHD 使用			
大腿四頭筋筋力（体重比）	14.8 kgf/15.2 kgf（29% BW/30% BW）	6.1 kgf/8.1 kgf（13% BW/17% BW）	25.5 kgf/22.5 kgf（54% BW/48% BW）

StrengthErgo240® アイソキネティック運動．30rpmで5分間のインターバルトレーニング中の最大トルクの推移

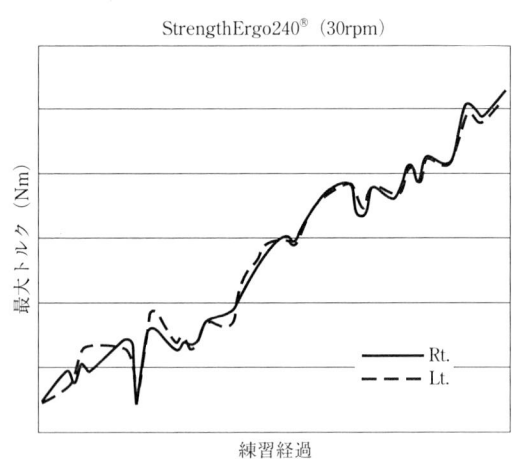

StrengthErgo240® (30rpm)

最大トルク（Nm）

—— Rt.
---- Lt.

練習経過

感覚：

	初期	最終
表在感覚（触覚）	左右ともに軽麻鈍麻 8/10	
深部感覚（位置覚）	左右ともに鈍麻 3/10	左右ともに軽度鈍麻 8/10
異常感覚	下肢全体にしびれあり（特に下腿，足部（足背・足底）に強い）	

筋緊張：初期は左右ともに低下，最終は左右ともに正常

深部腱反射：初期は左右ともに膝蓋腱，アキレス腱ともに低下．最終は，左右ともに正常

〈病棟内 ADL〉

1. 初期

Barthel Index：50/100 点

食事や整容はセッティングされれば，ベッド上端坐位で自立しているが，その他ADLには以下のような介助を要する．

- 起き上がり：ベッド柵を用いて自立
- 端坐位保持：自立
- 移乗動作：介助
- 立位保持：不可能，全介助
- 移動：車椅子駆動は行ってない

2. 麻痺進行時（入院後4週目）

Barthel Index：40/100 点

初期には行えていた端坐位保持が不安定となり，坐位保持に手すりなど支えが必要になった．起き上がりも，ベッド柵を用いても不可能となり，介助を要した．その他全般に介助量が増加（移乗動作も全介助）．

3. 最終

Barthel Index：100/100 点

院内歩行はT字杖を用いて自立．屋外歩行は，安全のための付き添いが必要．

階段昇降は手すりを用いて自立．

安全のため見守りが必要であるが，床からの立ち上がりも，手を用いれば可能．

【生活機能】　○促進因子，●阻害因子

	初期	最終
健康・身体	●ギラン・バレー症候群 ○その他合併症なし	●ギラン・バレー症候群 ○その他合併症なし
心身・身体	●両下肢の麻痺 ●下肢深部感覚の低下 ●上下肢のしびれ ●精神的に繊細，神経質 ○上肢・体幹機能が保たれている	●上下肢のしびれ ●下肢深部感覚の軽度鈍麻 ○上下肢筋力ともに4レベルに改善 ○精神的に前向き，リハ意欲高い
活動	●起居動作，移乗動作は要介助 ●立位保持が不可能 ●車椅子操作が未熟 ○ベッド上端坐位自立	●階段や坂道，屋外歩行に安全のための見守り必要 ○院内ADL自立
参加	●自宅復帰困難 ●復職困難	●自宅復帰困難 ●復職困難 ○もとのADL獲得のためのリハを行える転院先を決定
環境・個人	●夫と2人暮らし ○持ち家 ○長女家族が近所に在住	●夫と2人暮らし ○持ち家 ○長女家族が近所に在住

【治療目標】

	初期	最終
短期目標（約2週間）	#1 車椅子操作の獲得 #2 関節拘縮の予防 #3 麻痺の改善，筋力向上	#1 ADL自立（屋内外） #2 筋力向上 #3 バランス能力向上
長期目標（退院まで）	#1 自宅退院 #2 復職	#1 自宅退院 #2 復職

【入院後リハプログラム経過】

① 下肢ストレッチ：1週目→
② 下肢自動介助運動：1週目→
③ 移乗動作練習：1週目→
④ 車椅子駆動練習：1週目→4週目，6週目→車椅子自操で院内移動自立
⑤ 立位練習：1週目→4週目，7週目→（両膝装具，両短下肢装具使用から徐々に装具なしで）
⑥ 歩行練習7週目→（平行棒内両膝装具，両短下肢装具使用→歩行器装具あり→歩行器装具なし→両ロフストランド杖→片ロフストランド杖→T字杖）
⑦ 起居動作，床上動作練習：6週目→
⑧ 応用動作練習（階段昇降，屋外歩行練習など）：8週目→

【考察】

　ギラン・バレー症候群は，一般に予後良好な疾患であり，麻痺は改善傾向に進むものが多い．しかし，初期の段階での麻痺の程度や，廃用性機能低下の程度により，各患者の回復の度合いは異なる．本症例は，リハ開始後4週目に，麻痺の進行が見られた．これに，ギラン・バレー症候群発症のショック，予後への不安，さらには入院生活での数々のストレスが重なって，リハ意欲が低下していった．麻痺の進行はすぐに止まり，上肢筋力の改善が見られているにもかかわらず，しびれに執着し，できるはずの車椅子駆動も行わず，看護師を呼ぶことへの抵抗感からか病棟での離床時間も延びなかった．また，個室であったことも影響

し，孤独感が強くなり，活動量が低下した結果，主に下肢可動域が低下し，下肢筋力の低下などの廃用性機能低下が進行した．

そこで，本人のリハ意欲を向上させるために，病棟サイドでは，患者を大部屋へ移動させ，院内を車椅子で自操するように促した．リハ場面では，患者の話をもとにして，できることを中心に，なるべく失敗を経験しないプログラムを作成し，廃用性機能低下の予防・改善と麻痺の回復を目指した．またリハに対する意欲が出てきたころからは，リハの回数を午前午後の2回に増やした．

経過の中で装具を利用した立位練習を行ったが，患者の負担が大きく，改善の度合いを患者が実感できなかった．そこで，StrengthErgo240®という背もたれつきの自転車エルゴメーターを取り入れた．まず，StrengthErgo240®を15秒全力で駆動し，45秒アシストモードに頼った楽な駆動を行うインターバルトレーニングを5セット行うことから始め，徐々にセット数を増やしていくプログラムを立てた．StrengthErgo240®は一日の最大トルクが表示され，回復の程度を患者に数値で提示することができる．

このころから，徐々に患者のリハに対する意欲が向上し，これ以降，装具を用いた立位練習や，歩行練習，起居動作練習などADLに即したプログラムも組み込むことができるようになった．あわせて，外出，外泊などを繰り返し行い，社会復帰への準備も行った．本症例は，自宅退院が可能なレベルまでに回復したものの，本人，家族の希望から他のリハ病院への転院となった．

精神機能の保たれる疾患は，リハ意欲がリハ進行に大きな影響を及ぼす．本症例のように，精神的な弱さ，繊細さが原因で回復が遅れる症例も多く，リハプログラムの構成には，患者の精神面を考慮した工夫が必要となる．ギラン・バレー症候群の全身症状の改善を妨げないようにしながら，どのようにして廃用性機能低下を予防し，改善するか，PTとしての能力を問われることを実感した症例であった．

解　　説

■■ここがポイント■■

病態の悪化にともなう患者のリハ意欲の低下をいかに防ぎ，リハビリテーションの効果を上げたかに注目しよう．上肢機能が維持されているという促進因子を活用するとともに，客観的な数値を使って症状の改善を本人に自覚させるなどの工夫が治療効果をあげている点に注目しよう．

ギラン・バレー症候群は，主として末梢の運動神経が侵され色々な症状を呈する疾患である．発症後 6 カ月から 12 カ月の内に完治することが多く，予後は一般に良好とされているが，約 20％の患者に何らかの障害が残り，5％の患者が死亡するという報告もあるので，きめ細かいリハビリテーションを行う必要がある．

【はじめに】

報告に先立ち，ギラン・バレー症候群という診断を示し，それがどのような経過をたどったかを概説している．

【症例】

年齢，性別は必須であるが，リハの対象者では身長，体重も重要な情報であり，付け加えておいたほうがよい．それ以外は，プライバシーを重視し，必要最小限の情報だけを記載するようにする．

【現病歴】【既往歴】

ギラン・バレー症候群でよく見られる経過が示されている．この症例では，後述される【医学的情報】で入院後に使用された薬剤が記されているが，もし，入院までに使用された薬剤があればそれも付記しておく．

患者が，リハ中心の入院生活に移った時点で，患者や家族が，リハに何を期待しているか（ニーズ，ホープ）を，確認しておく必要があったが，この点についての記載がない．患者に対して行ったリハが，患者の期待に答えるものであったかの評価にも必要であるので，できるだけ具体的に示して置く必要がある．

【個人的・社会的背景】

症例によって取り上げ方に工夫が必要であるが，家族構成，患者の職業，住居については上手にまとまっており，他の症例のレポートでも参考になる．一方，患者のニーズの記述が抜けているので，自宅退院にとって何が必要かという考察も十分に行われていない．

【医学的情報】

最近の医療では，患者の診断時だけでなく治療中にも多くの臨床検査が経時的に行われるので，それをどのようにまとめて示すかに工夫がいる．しかし，臨床実習は現場でありのままの患者を観察することが大事であるため，臨床検査所見の整理に時間をとられすぎることは感心できない．ギラン・バレー症候群では，IVIG の注射療法や，血漿交換など免疫関連の治療が施行され，それにともなう検査も多いが，症例レポートとしては，このレポートのようにリハ関連のデータ以外は，少数にとどめてよい．

この症例では AST 168，ALT 199，LDH 459，γ-GTP 46 と肝機能検査の値が高い．その理由の 1 つとして，免疫療法の影響も考えられるが，肝炎である可能性や既往も念頭に置くとよい．リハ実施にあたっては，自分自身や患者相互の感染予防に十分注意する．

神経伝導速度など経時的に行われる検査の所見は検査日時をつけて記録しておく．治療経過は，ここで示されている程度にまとめられればよい．注目すべき点がわからず，うまくまとまらないときには，自分の考えを整理した後に実習指導者，担当医師に相談する．

【理学療法経過】

このレポートで見られるように，重要な練習を開始した日時と内容を示した上で，内容に変更が加えられた場合には，日時と変更内容を加えて示

す．必要と認めた場合には，後に続く理学療法評価との重複があっても，ここでまとめておく．

【理学療法評価】

患者の〈意識レベル〉や〈コミュニケーション能力〉が，初期評価時と最終評価時で大きく異なると，他の評価項目の精度に影響するので，このレポートのように変化がないことを示しておくことは重要である．せっかく個々の項目で詳しい評価がなされていてもこれらの情報がないと正しい比較が困難になる．

〈身体運動機能〉は，上肢，下肢に大別し，評価時期別に表にして比較している．上肢の関節可動域のようにまったく異常がなければ表にしなくてもよいが，異常がないということは明示しておく．

ギラン・バレー症候群では感覚異常も併発することがあり，運動機能同様経過中に変動が見られるので，注意が必要である．筋力，ROM などの評価が定量的に行われていれば，比較が定量的に行える．筋緊張，深部腱反射など数値で評価できないものも，所見を記録しておく．

施設によっては，専門的で特別な装置を使った治療や検査が行われている場合がある．これらの治療や検査の中には近い将来，リハの分野で広く使われる可能性があるものも少なくない．患者に対する侵襲が大きいもの，測定に専門的な知識が必要なものもあるが，許されればそれらの機器を使用した治療や評価にも参加させてもらうとよい．この症例では，心臓リハなどで治療に利用されている StrengthErgo240® を使用した．練習の効果が具体的な数値で示されることによって，症例の回復への意欲を高めるのに役立っている．

〈病棟内 ADL〉では，時間経過順に記述されているが，表形式にまとめると変化を比較しやすい．

ギラン・バレー症候群では，症状の変化にともない ADL 能力も多彩に変化する．麻痺進行時には，それまでできていたことができなくなるが，麻痺の改善とともに急激に動作能力が改善することもある．個々の動作能力の変化を的確に評価することは，病棟での ADL 介助や家族指導の充実につながるとともに，患者本人の意欲，自己効力感の改善へも大きな影響を与える．また，精神面の評価も重要である．運動機能のみに目を向けるのではなく，多角的な評価を行う必要がある．

【生活機能】

生活機能把握のため，ICF の分類にもとづいて促進因子と阻害因子に大別している．こうすることにより，全体として患者状態を把握することができ，その患者に合わせた妥当な目標設定，プログラム立案を効率的に行うことができる．

【治療目標】

ここでは，初期と最終のみあげられているが，ギラン・バレー症候群では症状の変化にともない修正が必要となる．特に，今回のように状態の増悪，改善という変化がはっきりしている場合には，その変化の現れる時点，動作能力が変化した時点で適宜目標設定をする．

【治療プログラム経過】

当初よりストレッチ，車椅子駆動など基本的な理学療法が実施されている．歩行練習は，状態に合わせて随時その方法を修正していったことが治療プログラムと経過をまとめて記載されている．実習指導者の方針にもよるが，治療プログラムと治療経過を別々に記載する方法もあり，途中で治療プログラムを変更したり，追加したりするときにはこの方法のほうがわかりやすい．本症例は中枢型ではないため呼吸筋麻痺を起こす可能性も少なく，呼吸筋トレーニングは必要なかったと考えられるが，麻痺の進行状況によっては呼吸筋，体幹筋のトレーニングも必要となりプログラムに追加することになる．

【考察】

患者の状態をどのようにとらえ，どのように治療しようと考え，治療が実際にどのように進行したかが示されている．患者を受け持ってどのように感じたかについて最後に触れられているが，状態の大きく変化した時点でも，生活機能把握のた

め詳細な評価を行い，目標設定の修正がわかるように記載する．

　考察の中で，患者の感じる不安感について多く触れられているが，そのわりには，心理面が詳細な評価項目として取り上げられていない．また，ADLについては起居動作を中心に考察しているものの，上肢機能の変化にともなう種々の評価が十分に行われていない．精神的影響を大きく与えると考えられる病棟内での生活場面での様子に重点を置いて考察するのであれば，作業療法など他部門からの情報も含め，評価をすることでさらに内容が深まるであろう．

　考察で，本症例は，自宅退院が可能なレベルまでに回復したものの，本人，家族の希望から他院への転院となったと述べられているが，自宅退院にいたるためには，さらにどのような点が満足されなければならなかったか，患者は，何のために転院したいと考えたかについても考察しておきたいところである．環境因子の中で，夫と2人暮らしが阻害因子としてとらえられている．しかし，考え方によっては，独居に比べれば，むしろ促進因子ととらえることもできる．このような判断は，本人や家族のホープやニーズとも関係するので，この点についても考察しておきたい．

　指導者や担当した自分と，患者との関係がすべてスムースに運んだ症例ではないが，原因を考察するにあたっては，治療側の反省点を中心に取り上げ，患者の考え方や立場に原因を求めないようにしなければならない．

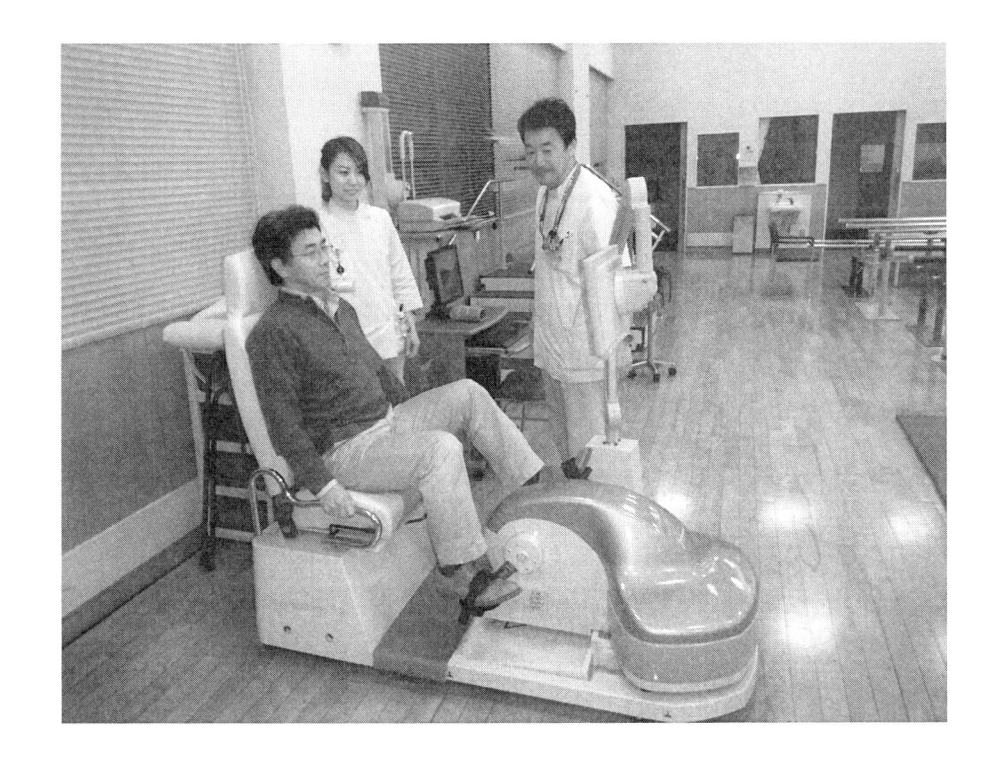

III

パーキンソン病の既往がある右脳出血により左片麻痺を呈した症例

レ ジ ュ メ

【症例】 70歳台，女性，身長154 cm，体重40 kg

【診断名】 右脳動静脈奇形破裂による右脳出血

【障害名】 左片麻痺

【現病歴】 入院1カ月前に左不全麻痺で他院受診．右脳出血が認められ当院へ搬送．右中大脳動脈領域のAVM（arteriovenous malformation）および多発性動脈瘤．入院後3日目に開頭血腫除去術施行．

【画像所見】 術後2週目CTで血腫は吸収．浮腫による左半球圧迫もない

【既往歴】 30年前〜喘息，20年前〜高血圧症，6年前〜パーキンソン病（PD）（Yahr分類Ⅱ）

【服薬】 降圧剤，抗パーキンソン薬

【個人的，社会的背景】 家族構成：長男（40歳台）と2人暮らし，長女は遠方に在住．夫は認知症で施設に入所中．家屋構造：集合住宅1階．発症前ADL：ADL自立．屋外歩行は買物カートを使用．小刻み歩行．

【他部門情報】

担当医：リハ開始時（開始時）血圧中止基準180 mmHg以下にコントロール．リハ上の禁忌なし．最終評価時（最終）回復期病院への転院検討中．

看護師：（開始時）経管栄養管理，病棟ADL全介助．（最終）経口摂取開始，病棟ADLは中等度から軽介助．

OT：（開始時）注意障害の疑い．（最終）注意障害は残存．左上肢，手指の実用性は低い．

ST：（開始時）軽度の左顔面麻痺．PDによる構音障害あり．（最終）経口摂取可能．嚥下障害なし．構音障害やや改善．

【理学療法経過】 入院翌日：ベッドサイド理学療法開始．入院後3日目：開頭血腫除去術施行．術後翌日：ベットサイド理学療法再開．術後2日目：リハ室で理学療法開始．術後6週目：回復期病院へ転院

【理学療法評価】

初期評価（術後1〜3日）	最終評価（術後6週）

1 全体像

車椅子坐位．頸部右回旋．視線も右方向で左半側空間無視の疑い．無表情で動作緩慢	正中を向いており，笑顔が多く見られる

2. 意識レベル：GCS

E4V4M6．従命可能．構音障害高度で主に表出部分でコミュニケーション困難．見当識障害あり	E4V5M6．構音障害は残存するも，表出可能でコミュニケーション成立する．見当識障害は残存

3. 麻痺：Brunnstrom stage

上肢：Ⅲ．手指：Ⅰ．下肢：Ⅳ	上肢：Ⅳ．手指：Ⅳ．下肢：Ⅴ

4. 反射

左バビンスキー陽性	左バビンスキー陽性

5. 筋緊張

右上肢．両下肢ともに亢進	両上下肢ともに亢進

6. 感覚

表在感覚，深部感覚ともに精査困難	表在感覚：左上肢2/10，左下肢2/10の鈍麻あり 深部感覚：問題なし

7. ROM：下肢に軽度の可動域制限（初期＞最終）
8. MMT：初期 2～3，最終 2～4－
9. 高次脳機能

| 左半側空間無視の疑いあり | 左半側空間無視改善．注意の易転動性．見当識障害．認知障害 |

10. 基本動作能力　初期：ほぼ全介助　最終：立ち上がり自立，歩行軽介助
11. 日常生活活動動作（ADL）　B.Index（初期）0/100 点，（最終）20/100 点

【生活機能】　●：阻害因子，○：促進因子

初期	最終
《健康状態》	
●右脳出血　●PD	●右脳出血　●PD
《心身・身体》	
●意識障害 ●左上下肢筋力，随意性低下 ●体幹筋力低下 ●両側筋緊張亢進 ●動作緩慢 ●高次脳機能障害 ○左下肢麻痺軽度	●小刻み歩行，すくみ足 ●高次脳機能障害 ●両下肢，体幹筋力低下 ○左上肢運動麻痺の改善 ○左下肢麻痺軽度 ○血圧コントロール良好
《活動》	
●ADL 全介助 ●離床時間の短縮	●高次脳機能障害による活動の制限
《参加》	
●病棟内寝たきり ●自宅退院困難	●自宅退院困難
《個人》	
●高齢	
《環境》	
●マンパワー不足（夫は施設入所中，同居の長男は日中不在）	

【目標設定】

	初期	最終
短期目標 （2 週間）	離床時間の延長，起居動作の介助量軽減	起き上がり，端坐位保持自立
長期目標 （1 ヵ月）	起居動作，歩行器歩行軽介助レベル	移乗動作自立，歩行器歩行監視レベル

【理学療法プログラム】
1. 上下肢のストレッチ
2. 坐位保持時間の延長
3. 立ち上がり練習
4. 平行棒内他動歩行練習→歩行器歩行練習
5. 起居動作，移乗動作練習
6. 車椅子駆動練習

【考察】

　PD の女性が，右脳出血発作により左片麻痺を呈した症例．初期評価時の基本動作や ADL 動作は全介助，意識レベルも混濁．身体活動量を増加して廃用性機能障害を予防し，意識レベルの向上，ADL 能力の向上を目的として早期に理学療法を開始した．病棟離床時間の延長を図るため，車椅子乗車時間を拡大．個別の筋力トレーニングを避け，目的が明確な全身動作（寝返り，起き上がり，立ち上がり）を取り入れた．意識レベルの向上や全身活動量の増加をねらった他動歩行も早期に加えた．その結果廃用予防の効果が認められた．ADL については，寝返り，坐位保持，歩行，トイレ動作，食事が軽介助になるなどの改善が見られた．歩行は歩行器を用いることによって，動作時の全身の筋緊張亢進が予防され，歩容の改善，介助量の軽減につながった．しかし，PD による小刻み歩行や，すくみ足などの歩行障害は持続．最終評価時，問題点として高次脳機能障害の残存，筋力低下，PD に起因する動作障害が認められた．今回の脳出血発症による麻痺は軽度で，最終評価時の下肢筋力は左右差なく麻痺による問題は少ない．本症例は最終評価時でも回復期の段階にあり，今後も ADL 能力の改善は見込まれる．しかし，高次脳機能障害が高度で PD の症状も悪化しているので，日中独居となる自宅復帰は困難な状況である．最終的な目標を特別養護老人施設などの福祉施設で，ベッド上の基本動作自立，歩行器歩行監視レベルの達成，日中活動量の維持とする．

症例レポート

【はじめに】

脳動静脈奇形（arteriovenous malformation：AVM）の破裂により右脳出血，左片麻痺を呈した症例である．今回発症した脳出血による障害の改善に重点を置いて，入院翌日から理学療法を開始したが，既往のパーキンソン病（Parkinson's disease：PD）の高次脳機能障害などの影響が大きく，プログラム実施に難渋した．

【症例】

70歳台，女性，身長154 cm，体重40 kg，BMI 16.7

【診断名】

右脳動静脈奇形破裂による右脳出血

【障害名】

左片麻痺

【現病歴】

入院の約1ヵ月前に外出中に身体の左側が麻痺し歩行困難となり，タクシーでA院を受診した．頭部CT検査で右脳出血が認められ当院へ搬送された．MRA検査で右中大脳動脈領域のAVMおよび多発性動脈瘤が認められ，AVM破裂による右脳出血と診断された．当院において入院後3日目に開頭血腫除去術が施行された．

【画像所見】

入院時右中大脳動脈領域に出血像あり，左半球の圧迫も生じていた．術後2週目のCT検査では血腫は吸収され，浮腫による左半球圧迫もなかった．

【既往歴】

30年前～喘息
20年前～高血圧（降圧剤を内服しながら経過観察中）
6年前～PD（Yahrの分類Ⅱ）

【服薬】

プレタール（抗血小板薬）100 mg，ニフェジピンCR（血管拡張，降圧剤）20 mg，メネシット100（PD治療薬）1錠，レキップ（PD治療薬）1 mg，ドロキシドパカプセル（PD治療薬）100 mg

【理学療法経過】

入院翌日：ベッドサイド理学療法開始
入院後3日目：開頭血腫除去術施行
術後翌日：ベットサイド理学療法再開
術後2日目：リハビリテーション（リハ）室で理学療法開始
術後6週目：回復期病院へ転院

【個人的，社会的背景】

- 家族構成：長男（40歳台）と2人暮らし，長女は遠方に在住．夫は認知症のために2年前から施設に入所中．
- 家屋構造：集合住宅1階部分．屋内段差は数cm程度．ベッド使用．洋式トイレ使用．
- 発症前ADL：ADL自立．屋外歩行は買物カートを使用．PDの症状として小刻み歩行が出現していたが，ADLに大きな支障なし．

【他部門情報】

- 担当医：（リハ開始時：以下，開始時）血圧は180 mmHg以下でコントロール．リハ上の禁忌は特になし．（最終評価時（手術後6週目）；以下，最終）今後回復期病院へ転院する方向で考えている．
- 看護師：（開始時）経管栄養管理．危険行動防止のため右手にグローブ装着．病棟ADL全介助．（最終）経口摂取を開始．危険行動もなく右手グローブなし．病棟ADLは中等度から軽介助．
- 作業療法士（OT）：（開始時）高次脳機能障害，注意障害，認知機能障害が疑われる．左上肢はBrunnstrom stage Ⅲ，左手指はⅠ．（最終）高次脳機能障害，注意障害，認知機能障害は依然残存．左上肢，手指の動きは見られてきたものの実用性は低い．ADL全般にわたり介助を要

する．
- 言語聴覚士（ST）：（開始時）軽度の左顔面麻痺あり．PDによるものと考えられる構音障害あり．（最終）3食経口摂取可能．嚥下障害なし．構音障害はやや改善したものの残存．

【理学療法評価】

初期評価（初期）：手術後翌日～3日目，最終評価（最終）：手術後6週目

1. 全体像

（初期）車椅子坐位，頸部右回旋，視線も右方向で左半側空間無視が疑われる．無表情で動作も緩慢．

（最終）正中を向き，笑顔が多く見られる．

2. 意識レベル，コミュニケーション

（初期）GCS（Glasgow Coma Scale）：E4-3V4M5-6，従命がなんとか可能だが，覚醒にむらがある．構音障害が高度で，主に表出部分でのコミュニケーションが困難．見当識障害，認知障害あり．

（最終）GCS：E4V5M6．構音障害は残存するも，表出可能でコミュニケーションは成立する．見当識障害，認知障害は残存．

3. バイタルサイン

（初期）車椅子坐位 BP 140/90 mmHg，HR 98 bpm，SpO₂ 98％．

立位練習後 BP 126/80 mmHg，HR 108 bpm，SpO₂ 98％．

（手術後3～4週目）車椅子坐位 BP 138/92 mmHg，HR 96 bpm，SpO₂ 98％．

立位練習後 BP 100/80 mmHg，HR 110 bpm，SpO₂ 97％．

（最終）車椅子坐位 BP 120/86 mmHg，HR 88 bpm，SpO₂ 99％；立位練習後 BP 116/80 mmHg，HR 92 bpm，SpO₂ 98％．

4. 運動麻痺（Brunnstrom stage）

（初期）上肢：Ⅲ，手指：Ⅰ，下肢：Ⅳ

（最終）上肢：Ⅳ，手指：Ⅳ，下肢：Ⅴ

5. 深部腱反射，病的反射

深部腱反射：左右差（-），亢進（-）

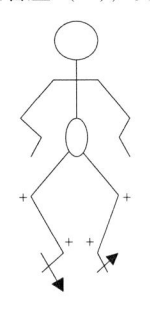

病的反射：左バビンスキー陽性

6. 筋緊張

（初期）右上肢，両下肢ともに筋緊張亢進．

（最終）両上下肢ともに，筋緊張亢進．

7. 感覚麻痺

（初期）表在感覚，深部感覚ともに精査困難．

（最終）表在感覚：左上肢 2/10，左下肢 2/10 の鈍麻あり．

深部感覚：問題なし．

8. 関節可動域（ROM）

記載のない関節は制限なし

			右（非麻痺側）		左（麻痺側）	
			初期	最終	初期	最終
股関節		伸展	—	0°	—	5°
		外転	15°	30°	15°	25°
		内転	10°	10°	5°	10°
		外旋	20°	30°	20°	30°
膝関節		伸展	-10°	-5°	-10°	-5°
足関節		背屈	-10°	0°	-10°	5°

9. 筋力

MMT		右（非麻痺側）		左（麻痺側）	
		初期	最終	初期	最終
股関節	屈曲	3	3	3	3
	伸展	—	2	—	2
	外転	3	3	2	3
	内転	2	2	2	2
	外旋	3	3	2	3
	内旋	3	3	2	3
膝関節	屈曲	3	3	2	3
	伸展	3	4−	3	4−
足関節	背屈	3	4−	3	4−
	底屈	2	2	2	2

等尺性膝伸展筋力（HHD 使用）　単位：kgf，（　）内は％BW

	術後1週目	2週目	3週目	5週目	40日目
右（体重比）	3.3 (8)	4.0 (10)	5.3 (13)	5.5 (14)	5.8 (15)
左（体重比）	2.1 (5)	3.3 (8)	4.2 (10)	4.2 (10)	4.3 (11)

10. 高次脳機能

初期	最終
指追視検査：正中より左側10°まで可能．左半側空間無視が疑われる	指追視検査：左右差なく全可動域可能．左半側空間無視が改善．注意の易転動性あり．見当識障害あり．認知障害の可能性あり（精査困難）

11. 基本動作能力

初期	最終
寝返り（右方向へ）	
両膝を立てて右側へ寝返ろうとするが，左肩が後方へ残り不可	両膝を立てて右側へ倒し，上体も引き続き回転させ寝返り可能
起き上がり	
両下肢をベッドから下ろすことは可能．上体を起こすことは全介助	寝返りから下肢をベッドから下ろすことは自立．そこから，on elbow の姿勢になるまでに介助を要し，on elbow 以後 on hand になり起き上がることは可能
端坐位	
端坐位保持は可能．しかし，頭部右向きで左上肢支持できず，不安定．立ち直り反応も遅く，外乱刺激によりバランス不良	安定した端坐位保持が可能．外乱刺激に対しても，両上肢での支持が行え，姿勢修正も可能
平行棒内立ち上がり，立位保持	
右手での平行棒把持は可能だが，その他は全介助での立ち上がり，立位保持．全体の筋緊張亢進．体幹屈曲，膝屈曲，足尖接地．体重支持は右25 kg，左5 kg	両手で平行棒を把持し立ち上がり自立．右短下肢装具（HFG），左補高装具を使用し，両股，膝関節屈曲位を軽減し，両踵接地可能．軽度の pusher 症候群の傾向あり，骨盤やや右偏位．体重支持は右20 kg，左15 kg．手離し立位は10秒可能で，体重支持は右25 kg，左15 kg
歩行	
全介助での他動歩行．後方介助による体幹伸展，体重支持，体重移動，下肢の振り出しともに全介助．筋緊張亢進し，両股関節内転，内旋，足部内反尖足	右HFG，左補高装具を使用して歩行器歩行が軽介助で可能．方向の誘導が必要で注意が右に向くことが多い．小刻み歩行や，すくみ足が出現

12. 日常生活活動動作（ADL）
（初期）Barthel Index 0/100 点　　（最終）Barthel Index 20/100

初期	最終
移乗動作	
全介助	立ち上がり，方向転換に軽介助を要するが，方向転換時足のステップ動作可能
トイレ動作	
全介助	手すりを使用し，立ち上がり，立位保持，便座への着座は可能．ズボンの着脱，後始末に介助を要す
食事	
経管栄養	セッティングされれば，自力で3食経口摂取が可能

【生活機能】　●：阻害因子，○：促進因子

初期	最終
《健康状態》	《健康状態》
●右脳出血　●PD	●右脳出血　●PD
《心身・身体》 ●意識障害 ●左上下肢筋力，随意性低下 ●体幹筋力低下 ●両側筋緊張亢進 ●動作緩慢 ●高次脳機能障害（左半側空間無視，注意障害，認知障害） ○左下肢麻痺軽度	《心身・身体》 ●小刻み歩行，すくみ足 ●高次脳機能障害（注意障害，認知障害） ●両下肢，体幹筋力低下 ○左上肢運動麻痺の改善 ○左下肢麻痺軽度 ○血圧コントロール良好
《活動》 ●ADL 全介助 ●離床時間の短縮	《活動》 ○ADL 介助量軽減 ○端坐位保持自立 ●高次脳機能障害による活動の制限，要介助
《参加》 ●病棟内寝たきり ●自宅退院困難	《参加》 ●自宅退院困難
《個人因子》 ●高齢 ○発症前 ADL 自立	
《環境因子》 ●マンパワー不足（夫は施設入所中，同居の長男は日中不在）	

【目標設定】
（初期）

短期目標（2週間）：病棟離床時間の延長，起居動作の介助量軽減

長期目標（1カ月）：起居動作，歩行器歩行軽介助レベルでの転院

（最終）

短期目標（2週間）：起き上がり，端坐位保持の自立

長期目標（1カ月）：移乗動作の自立，歩行器歩行監視レベル

【理学療法プログラム】
1. 上下肢のストレッチ
2. 坐位保持時間の延長
3. 臥位や下肢挙上位での筋力トレーニング
4. 立ち上がり練習
5. 起居動作，移乗動作の練習
6. 平行棒内他動歩行の練習→歩行器歩行の練習
7. 車椅子駆動の練習

【考察】

既往歴にPDがあり，今回右脳出血により左片麻痺を呈した症例である．初期評価時には基本動作やADL動作は全介助であり，意識レベルも混濁した状態であった．二次的な廃用性機能障害を予防するために，早期に理学療法を開始した．プログラムは離床，意識レベルの向上，身体活動量増加による廃用性機能障害の予防，ADL能力の向上，介助量軽減を目的として進めた．病棟離床時間の延長を図るため，早期から車椅子乗車を行い，リハ室で理学療法を実施したが，リハ時間以外はベッド上で過ごすことが多かった．そこで病棟サイドと連携し，午前中はリハのために離床，午後も病棟でできるだけ車椅子乗車をお願いし，離床時間の拡大を図った．しかし実際には午後の車椅子乗車は予定通りには進まなかったとのことであった．

当初，個別の筋力トレーニングなどは指示が入りにくく効率的ではなかったため，リハ内容として寝返りや起き上がり，立ち上がりといった目的が明確な全身動作を取り入れた．さらに意識レベルの向上や全身活動量の増加をねらった他動歩行も早期に開始した．しかし，手術後3〜4週目ころより，血圧低下にともなう意識レベルの低下，傾眠が生じ，プログラムの阻害因子となった．原因として，廃用性機能低下の1つと考えられる起立性低血圧，PDに起因する自律神経障害，抗PD薬の副作用が考えられたので，担当医に現状を報告し，抗PD薬の投与量の調整を行ってもらった．PTとしては，下腿の弾性ストッキングの使用と，臥位や下肢挙上位での筋力トレーニングの導入，声掛けなどの外的刺激追加策をとった．また，病棟サイドに車椅子乗車，ベッドのギャチアップなどを促し，起立性低血圧の対応能向上を図った．

一般に筋力増強は，6週間で1〜1.5倍になるとされており，それに比べると本症例の筋力増加率は大幅であるが，これは，意識レベルの改善が大きな因子となっていると考えられた．等尺性膝伸展筋力から見ると，先行研究では歩行自立には，体重比40％以上の筋力が必要とされており，体重比約5％から15％への改善では，依然として筋力は低値であり，さらなる筋力増強を進めていく必要がある．

ADLについては，寝返り，坐位保持，歩行，トイレ動作，食事が全介助から軽介助になるなどの改善が見られた．歩行練習は，歩行器を用いて，右尖足に対しHFGを，軽度のPusher症候群に対して左足部補高装具を使用し行った．これにより，動作時の全身の筋緊張亢進が予防され，歩容の改善，介助量の軽減につながったと考える．しかし，高次脳機能障害による注意力散漫，歩行に集中できないなどという問題は残存した．さらに，PDによる小刻み歩行や，すくみ足などの歩行障害が出現し，今回の発症によってPDの症状はYahr分類ⅡからⅢへと悪化した．

今回の脳出血発症による麻痺は軽度で，最終評価時の下肢筋力は左右差がほとんどなく，麻痺による問題は少ない．最終評価時ではまだ回復期の段階であり，今後ADL能力の改善も見込まれる．しかし，今回の発症，入院治療により生じた高度の高次脳機能障害，PDの症状の悪化を考えると，日中独居となる自宅復帰は困難な状況である．したがって，最終的な生活の場は介護老人福祉施設などの福祉施設が想定されるが，当面は，ベッド上の基本動作自立，歩行器歩行監視レベルを達成し，日中活動量を維持することが目標になる．

本症例は，今回の脳出血による麻痺の影響よりも，それによって引き起こされた既往のPDの悪化と，高次脳機能障害がリハの大きな阻害因子となった．右脳出血による左片麻痺という診断名からだけでなく，症例の問題点を正しく抽出し，それに対してアプローチをすることの重要性と難しさを実感した症例であった．

解説

■■ここがポイント■■

既往疾患の影響もあり，自宅への退院が困難な症例への対応を確認しよう．患者自身の身体状況や，患者を取り巻く家族環境から，施設生活に移行することを前提に治療が進められているが，このような状況にあっても，患者自身ならびに家族のニーズを把握し応える必要がある点にも注意しよう．

【はじめに】

症例の概要と理学療法アプローチのポイント，ならびに治療経過を述べている．

【症例】

この例のように，症例のプライバシー保護の観点から，イニシャルは省略して示すのが最近の傾向である．年齢は何歳台であるかを記載すればよい．

【診断名】【障害名】

脳出血による左片麻痺となっているが，高次脳機能障害，構音障害などが認められ，治療にあたって重視するのであれば，ここに含めておく．

【現病歴】【画像所見】

得られた情報をまとめて画像で示すことができれば，色々なことが直感できる．また画像を自分の手で描くことによって，脳の障害部位の詳細を学習することができる．

このレポートのように画像を省略するのであれば，出血部位や血腫の位置，出血量などの情報を付記して脳出血の程度がわかるように示す必要がある．

【既往歴】【服薬】

喘息については特に投薬が行われていないことから，現在は発作がなく経過観察中であると予想される．服用している薬剤の種類から薬物治療の概要がわかるが，理学療法評価やプログラムの立案などに直接関係する場合には，現在の疾病のコントロール状態についても触れておきたい．

【理学療法経過】

実習担当学生が担当した間の患者の理学療法概略をまとめて書くセクションである．理学療法開始日は書かれているが，ここの記述だけではその内容の変化がわからない．後に続くセクションでも，理学療法の効果が初期評価と最終評価の差で示され，治療中の内容の変化に詳しく触れていないので，もう少し詳しく，起居動作能力に関連するプログラムの実施内容など記載しておく．

【個人的，社会的背景】

長男と2人暮らしということから，家事を担当していたのではないかと推測されるが，そのことに関する情報がない．職業も含め，発症前の生活について，もう少し詳細な情報が必要である．また，このレポートでは特別な項目を設けていないが，患者や家族のニーズやホープについても聞き出しておく．どのような症例であっても，患者や家族のニーズを踏まえない理学療法はありえない．

【他部門情報】

初期評価時の情報から，医学的管理は十分にされており，積極的なリハの実施が可能とわかる．高次脳機能障害が疑われることから，評価実施やプログラムの立案において配慮が必要であり，ゴール設定もその改善が鍵になることが予測される．最終評価時には，病棟内でのADLが全介助から，部分介助へと改善したことがわかる．予後の予測，最終ゴールの設定のための判断材料となる情報といえる．

【理学療法評価】

1. 全体像，2. 意識レベル・コミュニケーション

評価者が，症例の高次脳機能障害に特に着目していることがわかる．また，意識レベル，構音障害などからも，理学療法実施のみならず，病棟における生活環境整備など作業療法士，言語聴覚士，看護師との連携が重要と判断される．

3. バイタルサイン（略）

4. 運動麻痺，5. 深部腱反射・病的反射，6. 筋緊張

脳出血にともなう痙性が認められ，PDによる筋緊張の亢進も認められることから，左上下肢の機能回復に比べ動作能力の回復は遅れることが予測される．

7. 感覚麻痺

初期評価の困難さは，意識レベルの低さなどが原因と推測される．最終評価において深部感覚が良好なことは，その後の運動機能改善にともなう動作能力改善につながると予測される．

8. 関節可動域

初期評価時からの両下肢の可動域制限は，PDによるものと推測される．最終評価において膝，足関節の可動域改善が認められており，理学療法の効果をうかがわせる所見である．ただし，股関節の伸展制限は，立位姿勢，歩行能力にも影響するため，今後改善すべき問題である．

9. 筋力

非麻痺側においても筋力が3レベルであることを考えると，PDのコントロールが不十分なことも予測される．主治医との連携が重要であろう．HHDによる等尺性筋力は多少の改善傾向にあるものの，両下肢筋力ともに初期に対する最終時の改善が十分ではない．

10. 高次脳機能

半側空間無視や注意障害が機能回復の大きな阻害要因となることが予測されるため，可能な範囲で机上検査や各種スクリーニング検査を実施し，結果を記載しておくべきである．また，詳細な検査結果については作業療法部門から情報を入手すべきであろう．

11. 基本動作能力，12. 日常生活動作能力

初期からADL全介助であるが，起立，歩行が可能である．したがって，運動機能の低下以上に高次脳機能障害による動作能力低下が存在していると推察できる．最終評価時に，PDの歩行障害や立ち上がり，立位保持能力が改善しているにもかかわらず，高次脳機能障害の影響で日常生活動作能力の改善につながっていないことが今後の課題である．動作能力は，立位保持時間や荷重量を示すことで客観的に評価できている．

【生活機能】

最終評価時には取り上げられているが，初期評価時でも，血圧コントロール良好を心身機能の促進因子として追加すべきである．既往歴に高血圧があるにもかかわらず，血腫除去術後早期に車椅子乗車，起立練習が可能となっている．活動には，車椅子乗車を促進因子として追加する．

【目標設定】

初期評価時に端坐位保持可能，介助により立位保持が可能，両下肢の筋力はMMTで2〜3であったことを考えると，短期目標は安定した端坐位保持，平行棒内起立保持の獲得としてよい．離床時間の延長を目標とするのであれば，理学療法評価項目の中に加えておかなくてはならない．最終評価時には短期目標が端坐位保持自立とあるが，評価では安定した端坐位保持が可能で姿勢の修正も可能とあるため，ここでは立位保持自立とすべきである．

【理学療法プログラム】

脳出血による左片麻痺に加え，高次脳機能障害，PDなどによる問題を抱える本症例では，できる限り単純で，起居動作に直接結びつくような理学療法プログラムの立案が重要となる．坐位保持時間の延長，立ち上がり，平行棒内歩行，起居移乗動作，車椅子駆動など，妥当なプログラムが立てられている．ただ，高次脳機能障害などのことを考慮し，プログラム実施時の注意点なども記載しておくとよい．

【考察】

本症例に対する理学療法のポイントが最初にまとめられ，その後身体活動量の増加，意識レベルの改善，廃用予防，ADLの改善というように，筆者の重点を置いた項目について考察がなされている．筆者の本症例に対する一連の考えがわかりやすくまとめられており評価できる．ICFの視点から列挙した生活機能の促進因子をもう少し活用

して，ADL改善の具体案を示せれば，さらによかった．一方，PDや高次脳機能障害に対しては，最終評価で問題として取り上げているが，改善のための理学療法アプローチに関しての考察・具体的方策についての記述が見あたらない．作業療法部門からの情報収集，高次脳機能に対する対応策の協議など，評価の時点だけではなく経過を追った検討が必要であったと思われる．歩行の改善については，筋力，補高の効果の点から検討されており，大変参考になる．

中西ら[1]は論文の中で，パーキンソン病の課題分析をICFの概念を活用して行っている．

■文 献
1) 中西亮二，山永裕明，野尻晋一，ほか：パーキンソン病の障害評価とリハビリテーション．リハビリテーション医学 **50**：658-670, 2013.

●**高齢期の体力測定値**

いくつかの症例レポートの中で，握力や歩行速度といった体力測定が高齢者に適用されている．これらの測定値を評価するにあたっては，運動器の機能向上マニュアル（厚生労働省）で公表されている下表を用いるとよい．現在の体力レベルの目安になると同時に，達成目標値の設定にも役立つ．たとえばトレーニングの結果，握力が男性で24 kgfから26 kgfに変化した場合の差2 kgfにどんな意味があるかは必ずしも明確ではないが，表中の特定高齢者（現在の介護予防事業における2次予防の対象者）の体力レベルにあてはめると，2レベルから3レベルに1段階向上していることがわかる．これは対象者自身のトレーニング取組みに対する意欲の促進にもつながる．なお，高齢期においては，それまでの生活歴などが体力に大きく影響するので，70歳台とか80歳台といった年齢別の体力表ではなく，65歳以上を一括したこの表が示されている．

特定高齢者・要支援高齢者別アウトカム指標の5分類
低いレベルは低体力であることを示す

		レベル	握力	開脚片足立ち時間	TUG	5m歩行時間（通常）	5m歩行時間（最大）
男性	特定高齢者	1	<=20.9	<=2.6	13.0+	7.2+	5.4+
		2	21.0-25.3	2.7-4.7	12.9-11.0	7.1-5.7	5.3-4.4
		3	25.4-29.2	4.6-9.5	10.9-9.1	5.6-4.8	4.3-3.7
		4	29.3-33.0	9.6-23.7	9.0-7.5	4.7-4.2	3.6-3.1
		5	33.1+	23.8+	<=7.4	<=4.1	<=3.0
	要支援者	1	<=17.9	<=1.9	23.0+	11.9+	9.3+
		2	18.0-22.3	2.0-3.6	22.9-16.6	11.8-8.6	9.2-6.6
		3	22.4-25.4	3.7-6.0	16.5-13.0	8.5-7.0	6.5-5.2
		4	25.5-30.0	6.1-13.9	12.9-10.2	6.9-5.6	5.1-4.2
		5	30.1+	14.0+	<=10.1	<=5.5	<=4.1
女性	特定高齢者	1	<=14.9	<=3.0	12.0+	6.9+	5.5+
		2	15.0-17.6	3.1-5.5	12.7-10.2	6.8-5.4	5.4-4.4
		3	17.7-19.9	5.6-10.0	10.1-9.0	5.3-4.8	4.3-3.8
		4	20.0-22.4	10.1-24.9	8.9-7.6	4.7-4.1	3.7-3.2
		5	22.5+	25.0+	<=7.5	<=4.0	<=3.1
	要支援者	1	<=10.9	<=1.4	23.2+	12.3+	10.2+
		2	11.0-13.4	1.5-2.0	23.1-17.7	12.2-9.1	10.1-7.3
		3	13.5-15.9	2.3-5.0	17.6-13.8	9.0-7.3	7.2-5.9
		4	16.0-18.4	5.1-11.0	13.7-10.9	7.2-6.0	5.8-4.7
		5	18.5+	11.1+	<=10.8	<=5.9	<=4.6

厚生労働省 介護予防マニュアル（改訂版：平成24年3月），資料3-5"体力測定マニュアル"より引用

Ⅳ

転倒により大腿骨転子部骨折を生じた症例

レジュメ

【症例】 女性，80歳台，身長142 cm，体重41 kg

【診断名】 右大腿骨転子部骨折

【現病歴】 自宅玄関前で転倒．救急車による搬送入院．入院後3日目に手術施行．

【既往歴】 高血圧，骨粗鬆症，変形性腰椎症，変形性膝関節症

【ホープ】 できるだけ早く退院したい．

【ニーズ】 家事動作遂行が可能になること．

【個人的・社会的背景】 家族構成：夫と2人暮らし．主婦業．年金生活．家屋構造：2階建ての持ち家．運動習慣：なし．受傷前諸機能：連続20分以上補助具なしで歩行可能．老研式活動能力指標12/13点．

【医学的情報】
(1) 医師より：骨接合術を選択．術後1週で1/2荷重，術後2週で全荷重，術後6〜7週で自宅へ退院予定．
(2) 画像診断所見・手術前所見：(右股関節) Evans分類 Type Ⅰ Grade 3．(右膝関節) K-L分類 Grade Ⅱ．FTA 182度．
(3) 術式：髄内釘 (SFN)．
(4) 術前検査：心機能，呼吸機能良好．
(5) 血液Hb，CRP検査経過
　手術前日：Hb 8.6 g/dL，CRP 6.42 mg/dL
　術後1日：Hb 7.8 g/dL，CRP 4.16 mg/dL
　術後3週：Hb 11.8 g/dL，CRP 0.12 mg/dL

【機能診断学的評価】
初期評価：10/25〜10/27（術後約2週），最終評価：11/17（術後約6週）
(1) コミュニケーション：良好
(2) 認知機能：HDS-R 28点（初期）
(3) 術創部：熱感認める，皮膚トラブルなし
(4) 疼痛：（初期）手術部圧痛・膝関節他動屈曲時疼痛あり，荷重時に手術部および膝関節痛軽度あり．（最終）疼痛なし．
(5) 周径 (cm) 大腿部は膝蓋骨上縁から10 cmで測定：

右（患側）			左	
最終	初期		初期	最終
37.5	38.5	大腿部	37.5	38.0
18.0	18.0	下腿最少	17.5	17.5

(6) ROM (°)：

右（患側）			左	
最終	初期		初期	最終
		股関節		
120	100	屈曲	125	130
50	30	屈曲（膝伸展）	60	65
5	0	伸展	5	5
30	20	外転	35	35
20	5	内転	15	25
		膝関節		
120	110	屈曲	130	130
0	−5	伸展	0	0

(7) MMT：

右（患側）			左	
最終	初期		初期	最終
		股関節		
4	3	屈曲	4	5
3	2	伸展	3	3
3	2	外転	2	3
2	2	内転	2	3
		膝関節		
3	2	屈曲	3	4
4	3	伸展	5	5

(8) バランス機能：

	初期	4週	最終
FR（cm）	10	15	18
TUG（秒）	—	18.2	13.2

(9) 杖歩行：10m歩行

	初期	4週	最終
最速時間（秒）	22.5	18.5	12.2

(10) 起居動作能力：（初期）起き上がり，立ち上がりは時間を要するが可能．（最終）起き上がり，立ち上がり動作ともにスムーズに可能．

(11) 日常生活動作能力（Barthel Index）：（初期）70点　更衣；下衣着脱軽介助，洗体動作；下肢介助要，移動；病棟内杖歩行（夜間は歩行器）．（最終）100点．

(12) 家事動作能力：（術後6週）特に支障なし

【目標】　術後4週：病棟内杖歩行自立，術後6週：家事動作自立，退院1カ月後外来時：安心して家事動作遂行が可能である．

【治療プログラム】　関節可動域改善，ストレッチング，筋力向上，バランス，重心移動改善，歩行機能向上，ADL，APDL向上，退院後諸機能向上，転倒予防指導

【理学療法経過】　術後5〜7日：平行棒・歩行器歩行1/2荷重から開始，バランス・重心移動練習開始．術後10日：股関節屈曲90〜100度獲得，病棟内歩行器歩行自立．術後2週：全荷重可，杖歩行開始．術後4週：病棟内杖歩行自立．術後5週：病棟理学療法室間移動杖歩行自立．術後6週：応用歩行，家事動作練習，外泊．術後7週：退院時本人および家族指導，退院．

【考察】

本症例は受傷前歩行能，貧血状況は良好であり早期退院が可能と考えられた．理学療法では手術部の疼痛，カットアウトの発生に注意しつつバランスおよび重心移動能力練習を実施した．

退院後の生活を考慮し，在宅医療についての調整を行うことで，早期退院が可能となった．

【生活機能】　●阻害因子，○促進因子

	初期（手術後2週）	最終（手術後6週）
健康状態	●右大腿骨近位部骨折 ●右変形性膝関節症	●右大腿骨近位部骨折 ●右変形性膝関節症
心身・身体	○認知機能良好 ○動機付け良好 ●手術部および右膝痛 ●関節可動域制限 ●下肢筋力低下 ○上肢筋力良好	○認知機能良好 ○動機付け良好 ●家事動作遂行に対する不安感あり ○手術部および右膝痛改善 ○関節可動域制限改善 ○下肢筋力向上 ○上肢筋力良好
活動・参加	○コミュニケーション良好 ○起き上がり，立ち上がり動作自立 ●バランス，重心移動能力低下 ●病棟杖歩行軽介助 ●家事動作不可 ●退院不可	○コミュニケーション良好 ○起き上がり動作時間短縮 ○バランス，重心移動能力向上 ○屋外杖歩行自立 ○家事動作可能 ○退院
環境・個人	●夫と2人暮らし ●息子は遠方で生活	●夫と2人暮らし ●息子は遠方で生活

症例レポート

【はじめに】
大腿骨近位部骨折は高齢者に多く発生する骨折の1つである．特に大腿骨転子部骨折は理学療法士が臨床上多く経験する疾患である．本症例はリハビリテーションがプロトコル通り順調に進み，本人の希望であった家事動作遂行が可能となった．

【症例】
80歳台，女性，身長142 cm，体重41 kg，BMI 20.3

【診断名】
右大腿骨転子部骨折

【現病歴】
ゴミを出す途中，自宅玄関前で転倒．救急車で搬送入院．
入院後3日目に手術施行．

【既往歴】
高血圧に対しノルバスク，レニベース（ともに降圧剤），変形性腰椎症および膝関節症に対しロキソニン（消炎鎮痛剤），骨粗鬆症に対しアクトネル（骨密度低下抑制剤），物理療法（ホットパック）．

【ホープおよびニーズ】
できるだけ早く退院したい．家事動作遂行が可能になること．

【個人的・社会的背景】
〈家族構成〉
夫80歳台前半（無職）と息子の3人．息子は遠方に在住．夫と2人暮らし．年金生活．

〈家屋構造〉
2階建ての持ち家在住，ベッド使用，トイレは洋式，階段には手すりあり．浴槽内には手すりなし．

〈家庭内での役割〉
主婦業

〈趣味〉
庭の手入れ

〈運動習慣〉
特になし

〈受傷前移動手段〉
連続20分以上補助具なしで歩行可能．階段昇降1足1段手すり支持せず可能．近所への買物は歩行，遠くに行く際は自転車を使用．

〈老研式活動能力指標〉
12点　（満点13点）

〈社会保険取得状況〉
介護保険申請未実施

【医学的情報】
〈担当医師〉
入院3日後に手術，手術内容は骨接合術．術後1週で1/2荷重，術後2週で全荷重，術後6～7週で自宅退院予定．

〈画像診断所見〉
単純X線像による大腿骨転子部骨折はEvans分類 Type Ⅰ Grade 3，右側変形性膝関節症はKellgren-Lawrence分類 Grade Ⅱ．

〈術式〉
大腿骨近位髄内釘（short femoral nail：SFN）による骨接合術施行

〈術中所見および術後経過〉
出血量90 mL．手術時間1時間20分．術中循環動態に問題なし．ブレード先端の位置は良好．術後の下肢エコーで深部静脈血栓は認めず．

〈血液HbとCRP検査の経過〉

日付	Hb (g/dL)	CRP (mg/dL)
術前日	8.6	6.42
手術翌日	7.8	4.16
術後2週	9.4	0.91
術後3週	11.8	0.12

【機能診断学的評価】　初期評価：手術後2週，中間評価：手術後4週，最終評価：手術後6週

			初期		中間		最終	
精神			長谷川式簡易型認知機能検査28点．動機付けは高い　コミュニケーション良好		動機付けの高さ継続		機能向上を感じつつも退院後の家事生活に対する不安あり　コミュニケーション良好	
疼痛			手術部軽度圧痛，他動時痛軽度　荷重時手術部，膝関節痛軽度		手術部圧痛，他動時痛なし　荷重時手術部，膝関節痛なし		なし	
			右	左	右	左	右	左
周径（cm）膝蓋骨上縁	大腿部	15 cm上	41	39.5	40	40	39.5	40.5
		10 cm上	38.5	37.5	37.5	37.5	37.5	38
		5 cm上	35	34.5	35	35	35.5	36
	下腿部	最大	27.5	27.5	27	28	26.5	28.5
		最少	18	17.5	18	17.5	18	17.5
関節可動域（度）	股関節	屈曲	100	125	110	125	120	130
		屈曲（膝伸展）	30	60	40	60	50	65
		伸展	0	5	5	5	5	5
		外転	20	35	25	35	30	35
		内転	5	15	15	15	20	25
		外旋	35	45	40	45	40	45
		内旋	30	30	30	30	35	35
	膝関節	屈曲	110	130	110	130	120	130
		伸展	−5	0	−5	0	0	0
	足関節	背屈	10	15	10	15	15	15
		底屈	45	45	45	45	45	45
筋力（MMT）	体幹	屈曲	3		3		3	
	上肢筋群		4	4	4	4	4	4
	股関節	屈曲	3	4	3	4	4	5
		伸展	2	3	2	3	3	3
		外転	2	2	3	3	3	3
		内転	2	2	2	2	2	3
		外旋	2	4	2	4	3	4
		内旋	2	4	2	4	3	4
	膝関節	屈曲	2	3	3	3	3	4
		伸展	3	5	4	5	4	5
	足関節	背屈	4	5	4	5	5	5
		底屈	2	3	2	3	4	4
ハンドヘルドダイナモメーター	膝関節伸展	筋力/体重（kgf/kg）	0.25	0.32	0.29	0.34	0.32	0.35
		改善率（％）	—		117	108	129	111
		患健比（％）	77		83		90	
バランス	ファンクショナルリーチ（cm）		10		15		18	
	タイムアップアンドゴー（秒）		未実施		18.2		13.2	
歩行（秒）	10 m最速歩行時間（杖使用）		22.5		18.5		12.2	
			術側立脚時間短縮，踵接地，足尖離地なし．非術側歩幅減少		立脚時間左右差減少．術側踵接地，踏み返し動作認める		杖への依存度減少．非術側歩幅徐々に延長	
基本動作			起き上がり→端坐位　自立　動作遂行時間：18秒　端坐位→立位　自立		起き上がり→端坐位　動作遂行時間：11秒		起き上がり→端坐位　動作遂行時間：7秒	

ADL 家事動作	Barthel Index（点）	70/100 トイレ動作下衣着脱介助要 洗体動作下肢介助要．移動は病棟内杖歩行，夜間歩行器	80/100 トイレ動作下衣着脱自立．洗体動作下肢遠位部介助要 病棟内杖歩行自立	100/100 入浴動作時に浴槽を跨ぐ際に手すりと低い台を使用．階段は手すりまたは杖使用．雑巾がけは四つ這い位で可．掃き掃除，洗濯物干し，床からの容器の持ち上げ各動作可能

【生活機能】 ○促進因子，●阻害因子

	初期（手術後2週）	最終（手術後6週）
健康状態	●右大腿骨近位部骨折 ●右変形性膝関節症	●右大腿骨近位部骨折 ●右変形性膝関節症
心身・身体	○認知機能良好 ○動機付け良好 ●手術部および右膝痛 ●関節可動域制限 ●下肢筋力低下 ○上肢筋力良好	○認知機能良好 ○動機付け良好 ●家事動作遂行に対する不安感あり ○手術部および右膝痛改善 ○関節可動域制限改善 ○下肢筋力向上 ○上肢筋力良好
参加・活動	○コミュニケーション良好 ○起き上がり，立ち上がり動作自立 ●バランス，重心移動能力低下 ●病棟杖歩行軽介助 ●家事動作不可 ●退院不可	○コミュニケーション良好 ○起き上がり動作時間短縮 ○バランス，重心移動能力向上 ○屋外杖歩行自立 ○家事動作可能 ○退院
環境・個人	●夫と2人暮らし ●息子は遠方で生活	●夫と2人暮らし ●息子は遠方で生活

【目標】
手術後4週：病棟内杖歩行自立
手術後6週：家事動作自立

【治療プログラム】
〈関節可動域改善〉
股関節屈曲および外転介助および他動運動，右膝関節他動運動．

〈ストレッチング〉
膝関節伸展，足関節背屈3～5分程度の持続的ストレッチング．

〈筋力向上〉
脚伸展運動を徒手抵抗で実施．股関節周囲筋に対しスライディングボードの使用，自動介助，自動，チューブエクササイズのゴムチューブによる負荷を増加．殿部周囲筋群の筋力低下に対し背臥位両脚ブリッジング，遂行が容易になり次第片脚に移行．脚の筋群に対し立位下足関節底屈運動，スクワット練習追加．

〈バランス，重心移動改善〉
立位下での上肢に課題を加えて実施，骨盤を徒手誘導して前後左右方向に誘導．徐々に徒手誘導を外して実施．片脚立位を平行棒で上肢支持しながら実施．障害物を前後左右に跨ぐ練習追加．

〈歩行機能向上〉
平行棒内歩行から開始．両上肢支持から徐々に左上肢のみの支持に移行．疼痛および歩行安定性に合わせ歩行器や杖歩行に移行．練習場所は理学療法室だけでなく病棟や院内で実施．手術後の合併症を予防するため，歩行時の荷重痛や単純X線像で骨癒合状態，インプラントのカットアウトの有無を確認しながら実施．退院前は屋外，階段，坂道，軽い物を保持するなど応用歩行実施．

〈ADL，APDL向上〉
ADLは上下衣着脱中心に指導．家事動作は床

からのしゃがみこみおよび立ち上がり動作，四つ這い位で床拭き掃除，軽量物を保持しながら階段歩行，庭の掃き掃除，買い物袋をもっての杖歩行．

〈退院後諸機能向上〉

自宅で実施可能な転倒危険因子を考慮したプログラム指導．下肢ストレッチング，筋力強化，バランス練習中心．

〈転倒予防指導〉

転倒に注意すべき点を本人，家族に指導．

【手術後理学療法経過】
- 手術後5～7日：平行棒・歩行器歩行1/2負荷から開始，バランス・重心移動練習開始
- 手術後10日：股関節屈曲90～100°獲得，病棟内歩行器歩行自立
- 手術後2週：全荷重可．杖歩行開始し理学療法室内監視歩行，病棟軽介助歩行
- 手術後4週：病棟内杖歩行自立
- 手術後5週：病棟⇔理学療法室（40～50m）移動杖歩行自立
- 手術後6週：応用（階段，坂道）歩行練習，家事動作練習追加，外泊練習
- 手術後7週：退院時本人および家族指導，退院

【考察】

大腿骨転子部骨折は高齢者に多く発生する骨折で，転倒が最も多い原因といわれている．また骨粗鬆症との間に密接な関係があるといわれており，本症例も転倒による強い衝撃に骨の脆弱性が加わって生じたものと推測される．

市村ら[1]は大腿骨転子部骨折後の退院時歩行能力に与える主な危険因子として，年齢，性別，受傷前所在地，受傷前歩行能，合併症数，認知症，脳神経疾患，貧血をあげている．また受傷前の歩行能力が屋内歩行自立である症例を検討した濱田ら[2]は，手術後の運動機能（バランス機能）低下症例，強い疼痛，認知症，高齢の症例は自宅復帰が困難になる可能性があると報告している．本症例は高齢女性で既往に変形性膝関節症と骨粗鬆症があるものの，それ以外の危険因子が乏しいことから術後経過が順調に進み，退院時機能の向上が期待できると考えられた．加えて活動能力の指標の1つである老研式活動能力指標が手術前に満点の13点に近い12点であったことは，術後の理学療法遂行あるいは退院時目標の達成にとって望ましい要因であると考えられた．

しかし理学療法を進めていく上で懸念する点もあった．それは荷重量増加にともなう手術部荷重痛と変形性膝関節症による疼痛の発生，術後合併症の1つであるカットアウトの発生である．カットアウトが生じると，早期基本動作自立，歩行自立が阻害される可能性がある．また術後のインプラントのカットアウトは重度の骨粗鬆症，粉砕骨折，インプラントのブレードの位置の影響でも生じる可能性があるため，医師と荷重量の確認を適時実施し予防と早期発見に努めた．

本症例の理学療法を実施する上で考慮すべきもう1つの点は，長期目標が歩行自立や早期退院ではなく，いかに早く家事動作遂行が可能になるかであった．本症例は高齢の夫と2人暮らしで退院後も主婦業を遂行しなければならない状況であった．夫による家事動作の完全な代行は望めず，息子は遠方に在住していることから，退院後もかなりの程度の家事動作の遂行が必要になると予想された．そのためできるだけ多くの身体機能，動作能力の改善が必要となった．

手術後2週時に初期評価を実施した．手術部の疼痛は軽減傾向であったものの機能障害は生じていた．手術後2週間にわたる疼痛回避のための活動制限による股関節屈曲角度制限，また股関節屈曲・外転運動制限が認められ，疼痛に合わせ継続的に可動域練習を行う必要性を確認した．またハンドヘルドダイナモメーター（HHD）による膝関節伸展筋筋力測定では右側下肢に筋力の低下を認めた．これは転倒や手術の影響だけではなく，既往の膝関節症による関節変形や長年の疼痛回避動作を強いられた日常生活上の筋活動量低下によるものも考えられた．そこで，入院期間という短期間での左側同等への改善よりもできるだけ患健

比の縮小を目標として筋力強化練習に努めた．また，バランス機能の指標であるファンクショナルリーチ（FR）の評価によりバランス機能低下，重心移動能力の低下を認めた．これは評価時期が1/2荷重から全荷重への移行直後であったことが影響して手術側への荷重が困難となったためであると考えられた．この右側下肢への重心移動能力の低下は，歩行評価においても安定性，歩行時間延長，補助具への過度な支持に影響した．ADLの起き上がり動作はいまだ遂行時間が長く，トイレ動作時にはズボン着脱時の介助を必要とし，病棟内移動は軽介助および付き添い歩行であった．このように各機能低下や介助を要す動作を認めたものの，手術後まだ2週であることや，ほぼ順調にプロトコル通り進み，改善を示しているため手術後4週の短期目標を病棟内杖歩行自立とした．

病棟内杖歩行自立を目指すためにプログラム上，もっとも考慮した点は，手術側への荷重不均衡を防ぐことである．この問題に対してバランス・重心移動練習を時間をかけて積極的に実施することを試みた．バランス・重心移動練習の内容は，上記治療プログラムに記したように簡単な練習から徐々に負荷を増加し，さらに家事動作を考慮した立位下での練習などを追加した．その結果，歩容の改善および歩行安定性に結びつき，4週時目標であった病棟内杖歩行自立を獲得した．また身体機能各評価においても改善傾向を認めた．

その後はプロトコル通り順調に進行し日常生活関連動作が安定した．これは，手術後の時期や諸評価に合わせてプログラムの優先順位をバランスおよび重心移動練習に重点を移行させたことがよい結果に結びついたと考えられた．しかし，本症例の最終目標は自信をもって家事動作を遂行できることである．そのため，再転倒予防，各動作に必要な身体機能強化，家事動作能力向上を目的にして退院時指導を実施した．その際，特に女性の場合は転倒発生要因に過去1年の転倒経験があげられていること[3]や，転倒経験者は再転倒に対する恐怖感を生じると外出を控える傾向があると報告されていること[4]を考慮した．再転倒，活動範囲の低下は主婦業にとって重要な買い物遂行への支障や余暇活動に影響する．これらを考慮し，本人および家族への退院時指導は転倒要因と関連のある[3]バランス機能や筋力強化を指導した．家族に対しては，息子が遠くに住んでいるため，担当医師と相談し在宅医療の介入を医療ソーシャルワーカーに伝達，調整を行った．在宅医療担当者に対し，屋内での転倒原因は，つまずく・ひっかかる・滑るなどの原因で生じるため，これらの要因を取り除くことを求めた．これに加え，自宅内練習の確認および指導，安心感を与えるために家事動作練習を中心に行ってもらうよう依頼した．

入院時の目標を早期退院と設定し，機能改善に向けて積極的に理学療法を実施することと同様に，重要なことは退院後にいかに本人が満足する生活を送ることができるかである．本症例の場合も主婦業が可能になれば家庭内での役割を果たせるという満足感を得ることができると考えられた．

今回の症例を経験して学んだ点は，予後規定因子にもとづいて目標設定することの重要性，目標達成のために焦点を絞った理学療法の実施，在宅医療に対する理学療法士の積極的な介入の必要性である．

【参考文献】

1) 市村和徳, 石井佐宏：高齢者大腿骨近位部骨折の退院時歩行能力に影響を与える因子―ロジスティック回帰分析を用いた解析―. 整形外科 **52** (10)：1340-1342, 2001
2) 濱田和美, 平原寛隆, 入江将考ほか：大腿骨近位部骨折患者の術後早期運動能力と自宅復帰について. 理学療法学 **34** (6)：273-276, 2007
3) 安村誠司, 芳賀 博：農村部の在宅高齢者における転倒の発生要因. 日本公衛誌 **41** (6)：528-537, 1996
4) Howland, J., Peterson, E. W., Levin, W. C., *et al*.: Fear of falling among the community-dwelling elderly. *J. Aging Health* **5**：229-243, 1993

解　説

■ここがポイント■

生活が自立していた高齢者が，大腿骨転子部骨折により入院し，手術を経て自宅退院にいたるまでの一連の経過を確認しよう．高齢，変形性膝関節症という阻害要因をもちながらも，自宅での生活に必要な機能を再獲得した過程や，退院後にもさらなる機能向上を目指している点に注目しよう．

【はじめに】

ここでは，診断名のみを紹介しているが，本症例で問題となる変形性膝関節症を含めて，症例における障害の概要を説明しておくと見通しがよくなる．

【診断名】【現病歴】

高齢者に多い大腿骨転子部骨折の症例であるが，受傷時の状況の記述が不足している．詳細な把握が手術や治療に必要なことは当然であるが，周囲の状況など再発の予防にも関係するので詳しく聞いておく必要があった．

【既往歴】

大腿骨頸部骨折と同側にOAによる膝関節痛をもつことから，これが術後の下肢機能回復，動作能力改善の鍵になることが予測される．理学療法の施行にあたり，降圧剤内服によるめまいやふらつきに注意を要することがわかる．

【個人的・社会的背景】

80歳台という高齢にもかかわらず，自転車を使用していたことから，活動的な生活がうかがわれる．同居する夫も80歳台と高齢であることから，夫の健康状態もわかるとよい．家事全般を行っていると推察されるが，具体的な作業が示されると，治療目標を具体的に立てることができる．聴取した趣味や運動習慣と退院後の生活の関係についても考察で検討しておくとよい．

【医学的情報】

医師からの手術に関係した情報はほぼ網羅されており，症例の状態が把握できる．ただ高齢であるので，レポートに記載しなくてもよいが，血液生化学データでは，血清総蛋白やアルブミンなども確認し，栄養状態を把握しておきたい．また，他部門からの情報，たとえば看護部門から病棟での様子や，作業療法部門からADLに関する情報も合わせて収集すべきである．

【機能診断学的評価】

〈コミュニケーション〉

リハビリテーションに対する意欲や機能予測に重要な認知機能を評価することが重要である．

〈ニーズ・希望・認知機能〉

自宅に1人でいる夫を心配してか，早期自宅復帰を希望していることがわかる．認知面でも問題なく，下肢機能回復が早期退院の鍵となると予測される．

〈術創部・疼痛〉

順調な様子であるが，右変形性膝関節症による疼痛が初期評価時から問題となっていることがわかる．右下肢機能回復のためには，右膝に対する理学療法も検討する必要があり，そのための評価が必要になる．

〈周径〉

初期評価時の患側周径では，腫脹によると考えられる健側に対する増大が認められるが，問題となるようなレベルではない．しかし，変形性膝関節症による右下肢の筋力低下，筋萎縮の存在も疑われるため，右膝の疼痛を増悪させないような筋力トレーニングが必要となる．

〈ROM-T〉

初期評価時に患側股関節の可動域制限が認められ，その原因として手術侵襲による影響が考えられる．手術進入路のわかるような手術記録があると可動域制限の原因を知り，それに対するアプローチ法を立てるために役立つ資料となる．

〈筋力〉

　術後2週を経過した初期評価時においても，患側下肢筋力が2と低いままである．特に，右膝関節の筋力は，変形性膝関節症の影響も考えられる．健側筋力も初期評価時に4程度であり，健側の筋力強化も術後早期から必要であることが認められる．脳血管障害既往については触れられていないが，高齢であること以外の健側筋力低下の原因についても確認が必要であろう．

〈バランス機能〉〈歩行〉

　ファンクショナルリーチやタイムアップアンドゴー，最速歩行時間を示すことで，症例のバランス機能と歩行能力が客観的に評価されている．結果を見ると自転車で走り回っていたという術前の状態から比べると，術後6週を経過した最終評価時のバランス機能回復は不十分なように思われる．

〈起居動作能力〉〈日常生活動作能力〉

　それぞれを項目立てしている．日常生活動作能力としてひとまとめにして示すこともできるが，学生実習ではこのように具体的に整理することも重要である．最終評価時の移動は，歩行が自立しているのかどうかの記載が必要となる．

〈家事動作能力〉

　この評価結果を見る限りでは，まったく問題ないように見受けられるが，本当にそうであろうか．家事の実施においては，長時間の立位保持や物を運搬する作業も必要となる．右下肢に荷重時痛が残る杖歩行の状態で可能なこと，補助具の使用などにつながる評価が必要である．

【生活機能】

　初期評価の結果から術部および右変形性膝関節症による機能低下が認められるものの，その他の否定的要素がないことがわかる．最終評価時の荷重時痛について触れていないが，自制内とはいえ，変形性膝関節症の増悪，歩行機能への影響などとも関連するため，問題点としてあげておくべきである．

【目標】

　術後6週時の目標を家事動作自立のみに限定しているが，退院するために重要な移動能力も目標に加えるべきである．

【治療プログラム】

　可動域練習，筋力強化は股関節に対して行われているが，膝関節も同様の問題をもっている．両関節に対して，それぞれアプローチが必要であろう．最終評価時には，退院後の生活を考えて屋外歩行練習や家屋改造などについての指導も必要と考えられる．

【手術後理学療法経過】

　経過を術後の週数で記載しているため，わかりやすい．病棟内ADLは移動動作だけでなく，自立できなかった動作の経過にも着目すべきである．

【考察】

　本症例は術後スケジュールが順調に進むことが当初から予測されたため，受傷前の活動的な生活への復帰が目標となる．術後リハの問題点として，変形性膝関節症にともなう膝関節痛があげられており，歩行練習の進行にともなう影響に配慮がなされている．このように変形性膝関節症をもつ症例はしばしば見られる．多くの場合，術直後の免荷時期には疼痛が少ないが，リハの進行にともなう荷重量増加により疼痛が問題となってくる．受傷前から自転車を使用するような活動的生活を送っていた本症例においても同様のことが考えられるため，杖歩行開始後には注意が必要である．最終評価時には，自宅での運動とともに生活指導もあわせて行う必要がある．家庭での運動の内容を具体的にわかりやすく示すことが望ましい．特に，転倒経験者は再転倒の危険が高いため，本人のみならず，家族にも転倒予防指導を徹底すべきである．玄関前での転倒の状況を把握して，今後同じ失敗を繰り返さないようにすることも重要である．また，退院後のリハビリテーションを他の施設で継続するようであれば施設間連絡も重要となる．

● ICF（国際生活機能分類）と問題の外在化

　ICFは，患者のもつ有利な面，すなわち"強み"を含めて，生活機能を把握するという理念をもつ．リハビリテーション医学は，患者の持つ"強み"を環境の整備を含めて最大限に引き出すプラスの医学[1]であり，いうなればICFはこれを具現化したものである．

　この本では，ICFのこうした理念に基づいた評価が行われているが，ICFはWHOが開発した「国際分類ファミリー」の一員であり，健康状態に関連する生活機能と障害を分類するものである．たとえば，「環境因子（コードはe）」の中の3項目に「支援と関係」があり，この中で「友人」は20番目の項目で"e320"と分類される．患者の目標達成にとってこの友人が「軽度の促進因子」として評価できるのであれば"e320＋1"とコード化される．この記述によって，国際的な共通言語として患者の状態を表現することができる．なお，健康状態については，やはり「国際分類ファミリー」の一員である，ICD-10（国際疾患分類）を用いてコード化される[2]．

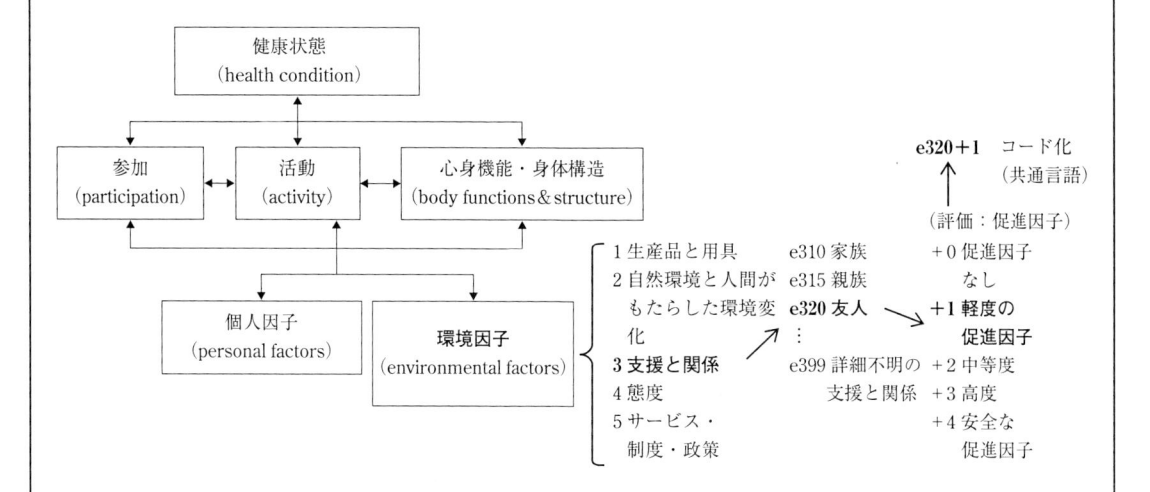

```
                    健康状態
                 (health condition)
                         │
        ┌────────────────┼────────────────┐
        ↓                ↓                ↓
      参加             活動          心身機能・身体構造
  (participation)   (activity)    (body functions & structure)
        ↑                ↑                ↑
        └────────────────┼────────────────┘
                         │
                ┌────────┴────────┐
                ↓                 ↓
            個人因子           環境因子
       (personal factors)  (environmental factors)
```

　　　　　　　　　　　　　　　　　　　　　　　e320＋1　コード化
　　　　　　　　　　　　　　　　　　　　　　　　↑　　　（共通言語）
　　　　　　　　　　　　　　　　　　　　　　（評価：促進因子）

　1 生産品と用具　　　e310 家族　　　　＋0 促進因子
　2 自然環境と人間が　e315 親族　　　　　　なし
　　もたらした環境変　e320 友人　　　　＋1 軽度の
　　化　　　　　　　　︙　　　　　　　　　　促進因子
　3 支援と関係　　　　e399 詳細不明の　＋2 中等度
　4 態度　　　　　　　　　　支援と関係　＋3 高度
　5 サービス・　　　　　　　　　　　　　＋4 安全な
　　制度・政策　　　　　　　　　　　　　　　促進因子

　ICIDH（国際障害分類）からICFモデルへの転換を理解してICFの理念を活用するにあたっては，問題の外在化という視点を念頭に置くとよい．問題の外在化の視点とは，問題を抱えた本人が問題なのではなく，本人が抱える問題そのものが問題であり，本人（のもつ"強み"）は問題解決に立ち向かう有力な要因の1つであるととらえるものである．この視点を取り入れることによって，本人のもつ"強み"を活かすことを意識することができる．なお，このときの"強み"を活かすという意味には，本人が"強み"を発揮できるような環境を整えることも含まれる．

　理学療法を進めるにあたって，特に意識して患者の"強み"をとらえて活かす場面の例としては，患者の退院後の"生活"を考える場合があげられるだろう．一方，"問題点"に焦点を当てることが多い急性期において，ICFでは問題の構造がつかみにくいと感じるときには，ICIDHで整理をしたほうが考えをまとめやすいかもしれない．

　いずれにしても，この本のそれぞれの症例において活かされた（あるいは，活かされるべきであった）患者の"強み"はどこであったかを考えながら読み進めるとよいだろう．

文献
1) 上田　敏：リハビリテーション．講談社，1996．
2) 世界保健機関（WHO）：国際生活機能分類．中央法規，2002

V

サッカー中に受傷，試合復帰を目指すため，前十字靱帯再建術を施行した症例

レジュメ

【はじめに】 大学サッカー公式試合中に右膝関節前十字靱帯（ACL）を損傷，手術適応となり，ACL再建術を施行した症例．再建術後8カ月での試合復帰が目標．

【症例】 男性，10歳台後半，身長178 m，体重65 kg

【診断名】 右膝ACL損傷

【現病歴】 サッカーの試合中，ジャンプ着地時に相手の足部に乗ってしまい膝外反位受傷．受傷9日後に当院受診．MRIで右膝ACL損傷を認め手術を勧められる．初診2週間後に再建手術および術後理学療法実施目的に入院．入院翌日にACL再建術施行．

【個人的・社会的背景】 大学1年生，サッカー部．電車通学（片道45分），アパート1階居住

【医学的情報】

〈手術前評価〉 MRI上ACLの連続性消失，膨化認める．前方引き出しテスト（ラックマンテスト，ピボットシフトテスト，Nテスト）陽性，マクマレーテスト，アプレー圧迫テストは陰性．脛骨前方動揺性テスト（KT-1000）による脛骨前方移動量は患健側差5.5 mm．テグナー活動性尺度：Level 9．

〈術式〉 ACL再建（骨付き膝蓋腱）術．

〈医師の方針〉 入院期間は2週間予定．再建術後2週全荷重，3カ月ジョギング開始，6カ月ダッシュ開始，8カ月で試合復帰を目標．

〈術中所見〉 手術時間は1時間45分．術中の固定性は良好．半月板損傷は認めず．

【心身機能評価】（右/左）

	術前日	再建術後3カ月	再建術後6カ月	再建術後8カ月
疼痛	歩行時痛軽度	右膝軽度疼痛	なし	なし
周径（cm）				
膝蓋骨　15 cm上	51.0/53.0	49.0/52.0	50.5/53.5	53.5/54.5
5 cm上	39.5/41.0	38.0/40.0	39.0/41.5	41.0/42.0
関節可動域（度）				
膝関節　屈曲	120/150	145/150	150/150	150/150
伸展	0/0	0/0	0/0	0/0
等速性膝関節筋トルク（Nm/kg）角速度：60°/秒		※膝屈曲60〜90°範囲 ダブルパッド使用		
膝関節　伸展	2.72/3.54	2.52/3.48	2.95/3.61	3.24/3.68
屈曲	1.95/2.23	1.98/2.26	2.04/2.28	2.12/2.31
膝伸展筋力左右比（％）	76.8	72.4	81.7	88.0
ワンレッグホップ（cm）	181/203	—	—	205/210

〈評価時期〉再建術前，再建術後3カ月，再建術後6カ月，再建術後8カ月．

〈全体像〉 動機付けは高く，積極的にリハビリテーションに取り組む姿勢が見られる．リスク管理（右側下肢非荷重）の理解は良好．

【生活機能】 ●阻害因子，○促進因子

	術前	術後3カ月	術後6カ月	術後8カ月
健康状態	●右ACL損傷	●右ACL再建術後	●右ACL再建術後	●右ACL再建術後
心身・身体	○動機付け良好 ○管理能力良好 ●右膝関節痛 ●右側下肢筋力低下 ●膝ROM制限	○動機付け良好 ●疼痛の不安あり ○右膝軽度疼痛 ○右膝ROM改善 ●右側下肢筋力低下	○動機付け良好 ●疼痛の不安あり ○疼痛なし ●右側下肢筋力低下	○試合復帰の不安なし ○疼痛なし ○右側下肢筋力回復
活動・参加	○コミュニケーション良好 ●バランス能力低下 ●アライメント不良 ●歩行能力低下 ●パフォーマンス能力低下 ●ADL制限 ●試合復帰困難	●バランス能力低下 ○アライメント良好 ○歩行能力改善 ●試合復帰困難 ○ADL制限なし	○バランス能力改善 ○アライメント良好 ●試合復帰困難	○パフォーマンス能力向上 ○アライメント良好 ○試合復帰可能
環境・個人	○大学1年生 ○大学サッカー部	○大学2年生 ○大学サッカー部	○大学2年生 ○大学サッカー部	○大学2年生 ○大学サッカー部

【治療目標】【治療プロトコル】 術後3カ月～ジョギング，術後6カ月～膝伸展筋力患健側比80％以上，術後8カ月～試合復帰

【治療経過】 術前評価：再建術前評価実施．術後1日目：理学療法開始，バイタル異常なし．気分不快なし．下肢感覚障害認めず．右膝関節伸展装具下，車椅子乗車．術後3日：病院内松葉杖歩行可能．術後1週：1/2荷重歩行，荷重痛なし．術後約2週：徐々に全荷重に移動し，荷重痛なし，退院．術後約4週：ハーフスクワット追加，10回×2セット程度から開始し回数増加．膝前面痛訴えなし．術後約7週：膝前面痛出現．各練習の運動強度を軽減．冷却療法を実施．術後8週：ハーフスクワット，自転車トレーニング．術後10週：疼痛消失．術後約15週：ランニング時の膝前面痛なし．徐々に距離を延長．術後6カ月：ターン，ダッシュ．術後約8カ月：全体練習参加で膝関節腫脹および疼痛認めず，脛骨前方移動量1.5 mm．術後8カ月試合復帰．

【考察】 ACL損傷は競技レベルの違いと関係なく，受傷する頻度が高い外傷である．ほとんどが手術適応であり，本症例も試合中に受傷し，手術を実施．術後理学療法を実施した．再建術前評価で動機付けや自己管理能力が高いことが判明．術後の理学療法は再建靭帯に負担を与えないように注意しながら筋力強化練習を実施．術後7週経過時に膝関節痛を自覚．疼痛は術後の理学療法の進行に悪影響を与えるので，疼痛が出現する練習は控え，疼痛が生じない練習を中心に実施．経過は順調で筋力をはじめ機能障害の改善を認めた．術後8カ月時の前方移動量の患健側差は1.5 mmと再建靭帯は順調に成熟，さらに筋力は順調な回復状況を示し，その後のパフォーマンステストでも左右差が減少し，8カ月後に試合復帰を獲得．術後9カ月の完全復帰に備え，再断裂の予防に加え，継続して行う筋力強化の他，バランス練習，ステップ練習などの基礎練習に励むことが必要である．

症例レポート

【はじめに】
　大学サッカー公式試合中に右膝関節前十字靭帯（anterior cruciate ligament：ACL）を損傷し，損傷の程度から ACL 再建手術を施行した症例である．再建術後 8 カ月時に試合復帰を目指し治療した．ACL 再建術後の理学療法は，再断裂を回避して遂行することが必要である．

【症例】
　男性，10 歳台後半，身長 178 cm，体重 65 kg．

【診断名】
　右膝 ACL 損傷

【現病歴】
　入院 23 日前　サッカーの試合中，ジャンプ着地時に相手の足部に乗ってしまい膝外反位受傷．

　入院 3 週前　近医で膝関節穿刺を施行，血性関節液約 40 mL の出血を認め ACL 損傷の疑いあり．

　入院 2 週前　当院紹介受診し MRI 施行．右膝 ACL 損傷を認め手術を勧められる．

　入院当日　再建手術および術後理学療法実施目的に入院．

　入院翌日　ACL 再建術施行．

【個人的・社会的背景】
　大学 1 年生，サッカー部所属．利き脚は左．両親と妹の 4 人暮らし．通学は徒歩と電車利用，通学時間は片道約 45 分．アパート 1 階在住．

【医学的情報】
〈手術前評価〉
　画像診断所見：MRI 検査によって ACL の連続性の消失，膨化を認める．前方引き出しテスト（Lachman test, pivot-shift test, N-test）すべて陽性．McMurray's test, Apley's compression test は陰性．KT-1000（MED metric®）による脛骨前方動揺性テスト　脛骨前方移動量　患健側差 5.5 mm.
Tegner activity scale：Level 9.

〈術式〉
　ACL 再建（骨付き膝蓋腱）術

〈医師の方針〉
　入院期間は 2 週間予定．再建術後 2 週全荷重，3 カ月ジョギング開始，6 カ月ステップ練習開始，8 カ月程度で試合復帰を目標とする．

〈術中所見〉
　手術時間は 1 時間 45 分．術中の固定性良好．半月板損傷なし

〈術後全身状態〉
　バイタルサイン（手術翌日）：血圧 120/70 mmHg，心拍数 76 bpm，体温 37.1 度，右（手術）側下肢の感覚異常所見を認めず．

【心身機能評価】
〈評価時期〉
　再建術前日，再建術後 3 カ月，再建術後 6 カ月，再建術後 8 カ月

〈全体像〉
　動機付けは高く，積極的にリハビリテーションに取り組む姿勢が見られる．本疾患術後に重要であるリスク管理（右側下肢非荷重）の理解は良好．

〈心身機能〉（右／左）

	術前日	再建術後3カ月	再建術後6カ月	再建術後8カ月
精神	動機付け良好 管理能力あり	疼痛の不安あり 動機付け良好	動機付け良好	試合復帰に対する自信あり
疼痛	ときに歩行時痛あり	右膝疼痛ほぼ消滅	なし	なし
周径（cm） 　　膝蓋骨　　15 cm 上 　　　　　　10 cm 上 　　　　　　5 cm 上 　　下腿最大	 51.0/53.0 46.5/48.0 39.5/41.0 38.5/39.5	 49.0/52.0 45.5/47.5 38.0/40.0 38.5/39.0	 50.5/53.5 46.5/48.5 39.0/41.5 38.0/40.0	 53.5/54.5 48.5/49.5 41.0/42.0 39.5/40.0
関節可動域（度） 　　股関節　　屈曲 　　　　（膝伸展位） 　　膝関節　　屈曲 　　　　　　伸展 　　他，下肢関節正常範囲	 50/60 120/150 0/0	 60/70 145/150 0/0	 75/80 150/150 0/0	 80/80 150/150 0/0
等速性膝関節筋トルク（Nm/kg） 角速度：60°／秒 　　膝関節　　伸展 　　　　　　屈曲 膝伸展筋左右側比（％）	 2.72/3.54 1.95/2.23 76.8	※膝屈曲 60〜90°範囲 ダブルパッド使用 2.52/3.48 1.98/2.26 72.4	 2.95/3.61 2.04/2.28 81.7	 3.24/3.68 2.12/2.31 88
バランス（秒） バランスマット上片脚立位保持	100/135	92/145	150/157	162/168
アライメント	片脚スクワット時重心外側偏位（+）	ランジ動作時，knee out toe in，knee in toe out 認めず	片脚スクワット時重心外側偏位（−）	異常なし
ワンレッグホップ（cm）	181/203	—	—	205/210

【生活機能】 ●阻害因子，○促進因子

	術前日	術後3カ月	術後6カ月	術後8カ月
健康状態	●右ACL損傷	●右ACL再建術後	●右ACL再建術後	●右ACL再建術後
心身・身体	○動機付け良好 ○管理能力良好 ●右膝関節痛 ●右側下肢筋力低下 ●膝ROM制限	○動機付け良好 ●疼痛の不安あり ○右膝軽度疼痛 ○右膝ROM改善 ●右側下肢筋力低下	○動機付け良好 ●疼痛の不安あり ○疼痛なし ●右側下肢筋力低下	○試合復帰の不安なし ○疼痛なし ○右側下肢筋力回復
活動・参加	○コミュニケーション良好 ●バランス能力低下 ●アライメント不良 ●歩行能力低下 ●パフォーマンス能力低下 ●ADL制限 ●試合復帰困難	●バランス能力低下 ○アライメント良好 ○歩行能力改善 ●試合復帰困難 ○ADL制限なし	○バランス能力改善 ○アライメント良好 ●試合復帰困難	○パフォーマンス能力向上 ○アライメント良好 ○試合復帰可能
環境・個人	○大学1年生 ○大学サッカー部	○大学2年生 ○大学サッカー部	○大学2年生 ○大学サッカー部	○大学2年生 ○大学サッカー部

【治療目標】

	術前日	術後3カ月	術後6カ月	術後8カ月
治療目標		ジョギング開始	膝伸展筋力患健側比80％以上	試合復帰

【治療プロトコル】

術後期間	1日～	1週～	2週～
ROMエクササイズ		屈曲自動	伸展他動
筋力強化練習	右側下肢等尺性 左側下肢スクワット 　カーフレイズ 膝屈曲：抵抗 体幹		右側膝等尺性伸展 （屈曲90°）
歩行	免荷	1/2荷重	全荷重
膝装具	伸展 −10°固定	伸展 −10°・屈曲120°	
他		バランスマット（左側のみ）	

術後期間	4週～	6週～	8週～
ROMエクササイズ 筋力強化練習	ハーフスクワット 　（膝屈伸70～80°） ランジ動作 スケーティング	屈曲他動 右側膝等張性伸展 　（屈曲60～90°） 両脚カーフレイズ（右側）	ハーフスクワット 　（膝屈伸30～90°）
膝装具		角度制限なし	
アスレチックトレーニング	バランスマット 　（右側追加） 両脚→片脚立位 　（リーチ，外乱刺激）	自転車エルゴメーター	

術後期間	3カ月～	6カ月～	8カ月～
ROMエクササイズ 筋力強化練習	右側膝等張性伸展 　（屈曲45～90°） 4カ月～ 右側膝等張性伸展 　（角度制限なし）	片脚スクワット	
膝装具	除去		
アスレチックトレーニング	ジョギング 4カ月～　ランニング	ステップ・ターン 　（前後左右，クロス） ダッシュ 7カ月～　ジャンプ 　（両脚→片脚）	シャトルラン ボール練習 　（非対人→対人）

【治療経過】

術前評価：再建術前評価実施．

術後1日目：理学療法介入．血圧128/70 mmHg，心拍数76 bpm，体温36.7℃，気分不快なし．下肢異常感覚認めず．右膝関節伸展装具下車椅子乗車．筋セッティング，SLR，手術部位以外の下肢および体幹練習開始．病院内移動非荷重松葉杖歩行で可．

術後約2週：全荷重歩行開始し右膝関節荷重痛認めず，退院．

術後約4週：スクワット練習追加，10回×2セット程度から開始し，徐々に回数増加．膝前面

痛の訴えなし．

術後約6週：自転車エルゴメーター開始．

術後約7週：膝関節痛出現．各練習の運動強度を軽減．冷却療法を強化し経過観察．

術後10週：疼痛消失．

術後約15週：ランニング時の膝関節痛なし．徐々に距離の延長へ移行．

術後約6カ月 MRI検査，徒手評価は順調な経過．

術後約8カ月：シャトルラン，全体練習開始，膝関節腫脹および疼痛認めず．脛骨前方移動量1.5 mm．

術後8カ月：試合復帰．

【考察】

ACL損傷： ACL損傷は競技レベルの違いと関係なく，受傷する頻度が高い外傷である．ACL損傷のほとんどが手術適応であり，損傷後のスポーツ活動の継続は膝関節へのダメージを大きくし関節変形を招来する危険がある[1]．再建術後の治療成績は良好といわれているが，理学療法によって治療成績が大きく左右される．理学療法は，再建靭帯への過度の負荷をかけないように実施する必要がある．

再建術前評価： 再建術前の精神機能の評価項目には，動機付け，管理能力がある．再建靭帯の成熟には時間を要し，個々のケースで異なるものの試合復帰には7～10カ月を要する．本来，この手術の対象は動機付けの高い症例が多いが，症例によっては試合復帰までの間に動機付けが低下することがある．したがって動機付けを評価し，問題がある場合には維持を図る工夫が必要となる．患者自身の管理能力が高いことは望ましい．しかし，患者自身にすべての管理を委ねることは再建靭帯が脆弱な時期の過度な動作につながり，予後悪化の要因になりかねないので感心できない．今回の対象は所属運動部では中心的存在であり，試合復帰への高い動機付けを有していた．また再建術前の理学療法オリエンテーションの際に注意事項をノートに記載している姿から管理能力は良好と判断できた．

身体機能評価では，大腿周径で大腿部全体，特に膝蓋骨上内側部に左右差を生じており，等速性測定機器による膝伸展筋力測定では患側の著明な低下を認めた．これらは受傷後約4週間の活動量の低下による廃用の影響で生じたものと考えた．さらにパフォーマンス向上の要因の1つであるバランス能力を評価した．当施設では，バランスマットを使用しそれぞれ左右の片脚立位時間で評価した．その結果，左側に比べて右側で低い値が得られた．損傷した膝は下肢機能に大きな影響を与えていることが評価によって示され，再建術後はいかにこれらの機能を改善させていくかが重要であると考えられた．術後早期の理学療法は再建膝の炎症症状を出現させないように実施し，プロトコルに沿ってジョギング動作開始を再建術後3カ月の治療目標とした．

再建術後翌日～3カ月までの練習： 再建術後3カ月程度までの期間は，再建靭帯の成熟度と，再建靭帯と骨孔結合部の力学的強度の低下を考慮して運動療法に取り組むことが必要であり，注意して実施した．筋力強化練習は体幹・下肢を連動させた動作の習得を主な目的とした練習を実施した．スケーティングやハーフスクワットのような体幹，下肢関節の屈曲姿勢動作はACLに対して負担が少なく[2]，推奨されておりアライメントに注意して実施した．膝伸展筋の筋力強化は，負荷が高い膝関節可動域伸展位による筋収縮から開始せずに，軽い抵抗を与えた膝関節屈曲90°の等尺性収縮から開始した．再建術後6週からはスケーティングやハーフスクワット同様負担が少ない自転車エルゴメーターを持久力向上，下肢筋力強化を目的に追加した．ところが，再建術後7週経過時，膝伸展筋の筋力強化練習に際して膝関節周囲の軽度疼痛を訴えた．疼痛の持続は治療目標獲得の阻害要因であるので，疼痛を生じない自転車エルゴメーターやスクワット練習を中心に実施し疼痛の早期改善を試みた．また練習後は必ず冷却療法の徹底を促し疼痛の除去に努めた．

再建術後3カ月評価： 疼痛は練習種目の頻度や構成の工夫，冷却療法の効果により順調に軽減した．膝ROM制限も疼痛が短期間で改善したため，器質的な制限は生じずに改善した．しかし膝伸展筋力は患健側比が72%程度の差を生じていた．この差は再建靱帯の成熟程度や力学的強度を考慮して設定した負荷下の練習による結果であると考えた．またスクワット時のアライメントはリスクの高い姿勢とならずに行えていた．これらの評価のもと，段階的ではあるが，ジョギング練習の実施が可能となった．指導にあたって急激な負荷による膝関節水腫を生じさせぬように，短時間から開始することや速度制限，歩幅を少なくするなど注意を行い実施した．この時期以降は徐々に高い活動レベルの練習が追加されてくるため，着実に筋力を回復させ，膝関節の負担を軽減させる必要がある．したがって大腿四頭筋群やハムストリングスなどの膝関節安定筋群をはじめ下肢全体，特に膝関節伸展筋の筋力強化が重要となる．そのため，再建術後6カ月時の目標は膝伸展筋力を指標とし患健側比80%以上と設定した．

再建術後6カ月評価： 筋力やバランスは順調に回復した．バランス機能はほぼ患健側差を認めなかった．膝伸展筋力は疼痛を生じることなく患健側比が81%程度と回復し，治療目標は達成された．この期間にACLへの負荷が高い練習を追加したが疼痛や関節の炎症症状も出現せず練習は順調に進行した．その後，プロトコルに沿ったステップおよびジャンプ動作練習を開始した．これらの動作は膝関節の回旋動作が含まれるため，再建膝にとってきわめてリスクが高い．ステップやジャンプ練習は膝関節外反・回旋動作を生じないよう注意し，ステップ速度の調節，ジャンプ幅を少なくするなどの工夫をして実施していくこととした．練習が順調に進行することを見込んで再建術後8カ月時の治療目標は試合復帰と設定した．

再建術後8カ月評価： 治療目標を再建術後9カ月時の試合復帰としていたが，その前に試合復帰をさまたげるさまざまな障害を乗り越えなければならなかった．膝関節の安定性と再建靱帯機能は徒手評価およびMRI検査上で良好であると認められた．精神面では活動レベルを徐々に高くし，段階的な練習参加を実施していったが不安感を訴えることなく遂行できていた．大腿周径は約1cm程度の患健側差まで改善，膝伸展筋力患健側比88%，パフォーマンステストの患健側差も5cmと順調に回復していた．再建術前のスポーツレベル復帰を果たすまでには，90%以上の患健側比が必要との報告が見られるが，本症例の膝伸展筋力の回復もそれにほぼ準じており順調な回復であると考えた．また動作時のアライメントも再受傷を誘発するような姿勢とはなっていなかった．これらを総合的に判断し試合復帰が可能と結論した．今後の課題は試合復帰にともなう再断裂の予防である．そのためには，下肢筋力強化，バランス機能，ステップ動作などの巧緻性練習を含めた基礎トレーニングを継続して行うことが必要である．

【まとめ】

試合復帰を目標としたACL再建術後の症例を担当し，症例の焦りからくる再建靱帯に対する過負荷に注意しながらリハビリテーションを進めた．今後，本疾患で学んだ経験，知識を活かしていきたい．

【参考文献】

1) 大森　豪，瀬川博之，古賀良生：前十字靱帯損傷および前十字靱帯再建膝における変形症性変化．臨床スポーツ医学　18 (5)：505–509, 2001.
2) 遠山晴一，安田和則，田邊芳恵：膝十字靱帯損傷の治療．理学療法　15 (12)：978–983, 1998.

解　説

■ここがポイント■

　自己管理能力が高いという促進因子を活かした自主トレーニングを含むアプローチで，試合復帰を目指した長期的な対応の内容を確認しよう．患者自身による痛みを基準にした運動量の管理の具体的な内容について，さらにどのような情報があるとよいかについても考えてみよう．

【症例】【診断名】

　スポーツ選手を対象とする場合には，できるだけ正確に予後を予測するために右膝ACL損傷のみの受傷か，半月板やその他の靭帯が損傷していないかどうかなどもわかるようにする．

【現病歴】

　ACL損傷後から再建手術までの期間が長くなると，活動量の低下や歩容異常による筋力低下などの機能障害が生じる．受傷後から再建術までの期間を把握しておくことが必要である．また，ACL損傷では，本症例のように受傷から手術までの期間が空いている場合が多い．その場合，手術前から理学療法が開始されることも多く，本症例もそれに該当すると思われる．入院前のリハ開始時期，リハを行わず評価のみであればそのことにも触れておく．

【個人的・社会的背景】

　大学サッカー部所属で活動評価から競技レベルが高いようであるが，症例がどの時期の大会に出場したいかを把握しておくとよい．これが術後リハや動機付けに活用できる．また，症例によっては，手術の時期で試合復帰時期を検討できる．たとえば，手術が3月とする．今回のプロトコルの場合，試合復帰可能時期は12月予定となる．通常の大学は12月以降が後期試験のため，部活動は中止するところが多い．医師，本人と相談し，無理せず春から完全復帰を促すこともできる．

【医学的情報】

　ACL損傷に関連する一般的な医学的検査所見がほぼ記載されている．ACL損傷では，単独あるいは接触損傷なのかを把握することで術後の理学療法プログラムに役立てることができる．したがって，受傷時所見もわかる範囲で記載しておく．骨付き膝蓋腱を用いたと記載しておくことによって，本術式で合併しやすい膝前面痛の予防や膝伸展筋の筋力低下の予防に注意を払う必要性が示唆される．

【心身機能評価】

〈全体像〉

　高校生や大学生では，試合復帰に向けて焦るあまり，過剰なトレーニングを行ったり，術後のリスク管理が十分に守れない者もいる．本疾患の理学療法に関しては，自己管理能力や動機付けが重要であるため，欠かすことなく評価すべきである．

〈心身機能〉

　精神状態から身体機能まで，取り上げた項目の治療による変化を術前，術後3カ月，6カ月，8カ月の4時点で評価し〈心身機能〉として表示している．周径，関節可動域，筋力，パフォーマンスなど，数値表現が可能な項目を中心として，時間経過を追って障害の回復の状況が示されている．術後6カ月で術側と健側との差が80％まで回復していることから，順調な回復がうかがわれる．バランス機能は，身近な用具を用いて評価しているが，このような実習中の工夫は望ましいことである．

　疼痛の記述もこの表と生活機能の表に入れて短くまとめてある．今回の症例では疼痛の問題は大きく取り上げられていないが，自己管理時の重要な指標である．特に自己管理が重要な症例では，各項目で触れるだけでなく，別表にまとめて考察しておくとよい．骨付き膝蓋腱を利用する場合，四頭筋筋力の低下が著明となることも多く，そのようなときには，移植腱の採取部（膝蓋靭帯）の

疼痛が問題となる．評価の結果を見ながら工夫された理学療法については，評価の時点で時期を区切り，考察で取り扱っている．

【生活機能】

数値で表せない所見を表にまとめている．パフォーマンステストはACL損傷の自己評価と強い関連があることが報告されているので積極的に用いることが望ましい．歩容は膝伸展角度の制限のある間は跛行などについて，もう少し詳細に評価しておきたい．術後6カ月の時点ではランニング，カッティングなどの評価も必要である．上述したように疼痛は，治療などと関連させながら別表にまとめておく．

【治療目標】

各時期の治療目標は担当医と検討して決定する．その後に症例とともに治療を継続していく．できるだけ動機付けが高くなるように設定することが必要である．

【治療プロトコル】【治療経過】

プロトコルは一連の流れがわかりやすく表にまとめられている．基本的にどの機能も順調に改善しているようである．術後に生じた膝関節痛に対処するために理学療法の実施種目を変更している．その結果，膝関節痛は解消され継続して理学療法が遂行されている．こういった工夫は常に評価を試み，練習プログラムの再考を行っていることで生かされる．治療経過では術後スケジュールにおける変更点，問題点があればあわせて記載する．

【考察】

冒頭にACL損傷についての簡単なまとめがある．レポートの読者にとっては便利な記述であるが，実習の症例レポートでは省略してよい．続いて，再建術前評価，再建術後翌日から3カ月までの練習，術後3カ月評価，術後3カ月評価患者の処置，術前評価，練習，術後6カ月評価，術後8カ月評価と期間を区切って考察している．その中で，治療法選択の理由や実施状況にも触れている．リハの実施内容は，【治療経過】の中で詳細に述べるという考えもあるが，このレポートの筆者は，考察に入れ，全体の流れの中で評価結果や評価時の課題，目標などを見直そうとしている．時間に余裕があり，十分な紙幅を使って論じることができれば，治療の目的，効果が一層明確となり，効果的である．

●スポーツ（試合）復帰までのリハビリテーションのポイント

スポーツ復帰を目標とする場合，基本的なポイントとして ① 病態の理解，② 社会的背景の把握，③ 適切な評価項目の選択および結果の解釈，④ 効果的なプログラムの設定と実践の4つがあげられる．

① 病態の理解

病態の理解は，医師の治療方針，治癒過程を阻害するリスクを回避するプログラムの設定につながる．施設によっては術後プロトコルが設定されており，プログラムの遅延回避，目標達成時期の目安に活用される．しかし「なぜ，この時期にこのプログラムを行って良いのかあるいは悪いのか」を理解すべきである．つまり，損傷および術後経過時期にあったプログラムの妥当性が理解できなければ，患部への過剰な負荷を招くことや本来の目標達成時期の遅延を生じる可能性がある．

② 社会的背景の把握

性別，年齢，競技種目，活動レベル，活動場所，参加頻度などの情報は，復帰時期の判断や再発予防の指導に重要であり，リハビリテーションの進め方に影響を与える．

③ 評価項目の選択および結果の解釈

疾患の特性を考慮した上で評価を行う．基本的な動作時痛，関節可動域，下肢筋力，バランス能力，敏捷性，パフォーマンステスト（ジャンプテストなど），動作分析に加え，復帰に対する不安感などを指標とした心理的評価も必要に応じて行う．ジャンプテストを例にあげると，跳躍した距離の数値だけでなく，実際の競技動作を想定し，危険肢位を回避したパフォーマンスが行えているかなど，質的な評価も重要となる．なお，客観的に数値が把握できる評価項目は，経時的変化だけではなく，左右差をトレーニング効果の判断基準として活用する．

④ 効果的なプログラムの設定と実践

円滑なスポーツ復帰は，患部の治癒過程を阻害しないで目的を達成できるように工夫された効果的なプログラムの設定と，その実践によって達成される．そのためには，医師と情報を共有し，十分なリスク管理の下で運動プログラムを追加したり，運動負荷強度を再設定したりしながら実践していく．術後早期は炎症所見を確認し必要なら冷却療法などを行い炎症の遷延化を回避する．そのためには患者自らが炎症反応にいち早く気づき管理する必要があり，非罹患側と同部位の患側の皮膚温とを比較する方法など自己管理法を指導する．運動指導は，評価から得た情報をもとに進めるが，ただ各機能にアプローチするのではなく，改善の遅れが目立つ機能に対して優先的にアプローチする判断を心掛けなくてはならない．長時間のトレーニングは，リハビリテーションからの脱落につながる可能性もあるので，優先順位を考慮してトレーニングを行うべきである．またスポーツ復帰では，獲得した運動機能を有効に活用するために，動作分析をしながらトレーニングを重点的に行っていく必要がある．運動指導者のいない環境での自主トレーニングであれば，パンフレットの作成や外来でのリハビリテーション頻度を増加させるなどの工夫も必要となる．

VI

趣味のダンスを継続するために人工膝関節全置換術を施行した症例

レジュメ

【症例】 60歳台，女性，身長150 cm，体重60 kg，BMI 26.7

【診断名】 両側変形性膝関節症（膝OA）

【現病歴】 6年前に左膝OAと診断．2年前から疼痛が増強，手術目的で入院．入院後2日目に左側TKA施行．

【主訴】 膝関節痛

【ホープ】 ダンス活動に参加したい．

【個人的・社会的情報】 会社役員の夫（60歳台）と娘（30歳台）の3人で同居．主婦．マンション6階（エレベータあり）在住，寝具はベッド，トイレ洋式．趣味は社交ダンス（週1～2回）．他に週1～2回水中運動に参加．

【医学的情報】 左側膝関節内反変形著明．FTA 左184°，右177°．K-L分類Ⅲ．腰野分類3．

術式：左側TKA（PS type），セメント使用．膝蓋骨も置換．術後FTA 174°．術後は翌日から1/2荷重，車椅子乗車．術後4日時に理学療法室で練習開始，平行棒内立位保持．術後1週時に平行棒内～歩行器歩行．術後1～2週は基本的に全荷重可．術後4週後に退院予定．

【心身・身体機能評価】

評価時期：術前，術後2週，術後4週，術後20週

● 疼痛 VAS（cm）

	術前	2週	4週	20週
歩行時	7.6	4.2	2.1	0.9
階段	8.8	—	3.8	1.1
手術部（安静時）	—	3.1	1.8	0.6
ダンス時	8.9	—	—	1.3

● ROM（°）

		術前	2週	4週	20週
膝関節					
屈曲	R	145	145	145	145
	L	130	110	125	130
伸展	R	0	0	0	0
	L	−10	−5	0	0

● 周径（cm）

		術前	2週	4週	20週
膝蓋骨15 cm上	R	52.0	51.5	52.5	53.5
	L	48.0	48.0	48.5	50.0
膝蓋骨上縁	R	41.5	41.5	41.5	41.5
	L	42.0	43.5	43.0	42.5
下腿最大	R	35.0	34.0	34.5	35.5
	L	33.5	35.0	34.5	35.0
下腿最小	R	24.0	24.0	24.0	24.0
	L	24.0	25.0	24.5	24.0

● 筋力（HHD使用 kgf）

		術前	2週	4週	20週
膝関節伸展筋	R	33.4	31.2	32.1	34.3
	L	24.2	17.5	18.9	29.6

● 下肢荷重量（体重計使用 kg）

		術前	2週	4週	20週
両足静止立位	R	35	38	32	30
	L	25	22	32	28

● 歩行（秒）

	術前	2週	4週	20週
10 m最速歩行時間	6.9	9.1 杖使用	7.8	6.4

● 日常生活動作能力（点）：BI, IADL

	術前	2週	4週	20週
BI	100	60	100	—
IADL	8	—	—	8

● 健康関連QOL尺度（点）：JKOM

	術前	2週	4週	20週
JKOM	68	—	—	42

【生活機能】　●阻害因子，○促進因子

	術前	術後2週	術後4週	術後20週
健康状態	●左変形性膝関節症	●左側TKA術後 ○合併症なし	●左側TKA術後 ○合併症なし	●左側TKA術後
心身・身体	○認知機能良好 ○動機付け良好 ●左膝関節動作時，荷重時痛 ●膝ROM制限 ●左側下肢筋力低下	●荷重に対する不安 ●手術部痛 ●膝ROM制限 ●左側下肢筋力低下 ●左膝関節動作時，荷重時痛	○手術部痛軽減 ○目標膝ROM獲得 ○左側下肢筋力改善 ○荷重不安感なし	○動機付け良好 ○荷重時痛なし ○左側下肢筋力改善
活動・参加	○コミュニケーション良好 ●バランス，重心移動能力低下 ●歩行能力低下 ○運動習慣あり ●ダンス活動制限 ●基本動作制限	●バランス，重心移動能力低下 ○病棟内歩行自立 ●ADL能力低下 ●基本動作制限 ●退院未定	○バランス，重心移動能力改善 ○屋外歩行自立 ○ADL改善 ●基本動作制限	○バランス，重心移動能力改善 ○ADL，IADL能力改善 ○ダンス活動参加 ●基本動作制限
環境・個人	○夫，娘による家事の援助可能 ○マンションエレベータ付き		○夫，娘による家事の援助可能 ○マンションエレベータ付き	○夫，娘による家事の援助可能 ○マンションエレベータ付き

【治療目標】　術後2週：病棟内歩行自立，術後4週：屋外自立，術後20週：ダンス活動に満足して参加すること

【プログラム】　膝ROMエクササイズ，筋力強化練習，重心移動練習，バランス練習，歩行練習，起居動作，ADL練習，自宅練習指導，ダンス練習（術後20週〜）

【理学療法経過】　術後3日からベッドサイドで理学療法開始．バイタル良好．膝関節屈曲40°，伸展-10°．自動運動時痛著明．膝関節周囲腫脹著明．術後5日目，車椅子移乗自立．術後2週，膝関節屈曲120〜125°，院内杖歩行自立．術後3週，院内杖なし歩行自立，階段手すり歩行自立，BI 95点．術後4週，BI 100点，退院時指導，退院．

【考察】　ダンスを続けるためにTKA手術を希望．術後は早期に移動能力の向上が見込まれ，術後2週時に病棟内歩行自立，術後4週時に退院と設定．理学療法開始当初は左脚への重心移動が困難であったが，疼痛や不安感が軽減していくにつれ立脚時の荷重量が増加．その結果，手術後2週時のゴール設定であった病棟内歩行自立を獲得．

その後，歩行練習頻度の増加，バランスおよび重心移動練習の難易度を高め，予定通り術後4週時に自宅退院となった．退院時負担軽減，非手術側の膝OA進行の予防法を指導．患者家族に疾患に対する理解をお願いし，サポートの必要性を説明．術後20週経過時の外来評価では，経過は良好で，ダンス時の満足感も高かった．

症例レポート

【はじめに】

変形性膝関節症（Knee Osteoarthropathy：膝OA）は中高年女性に多く発症し，膝関節痛による日常生活動作能力の低下を招く疾患である．症例は，5，6年前に膝OAと診断されていたが，最近になって膝関節痛が増強し，趣味として長年にわたって続けていた社交ダンスを続けることができなくなった．しかし，再びダンスを始めるために手術を希望し，左側人工膝関節全置換術（Total Knee Arthroplasty：TKA）を受けた．

【症例】

60歳台，女性，身長150 cm，体重60 kg，BMI 26.7

【診断名】

両側変形性膝関節症

【主訴】

膝関節痛

【現病歴】

5～6年前に左膝関節疼痛出現し，近医で左膝OAと診断され，薬物療法（非ステロイド性抗炎症薬），物理療法（マイクロ波治療，ホットパック治療）を開始．

約6カ月前から趣味のダンス中に疼痛出現，増強，ダンス参加困難．家事や日常生活でも徐々に疼痛が増強してきたので，手術を受けるために入院．

入院後2日目に左側TKA施行．

【既往歴】

膝OAの他，特記すべきものなし

【家族歴】

特記すべきものなし

【個人的・社会的情報】

家族構成：会社役員の夫（60歳台）と娘（30歳台）の3人で同居．キーパーソンは娘．

職業：主婦．炊事，掃除は娘とともに実施．

家屋構造および住宅周辺環境：購入マンション6階に在住，エレベータあり，寝具ベッド，トイレ洋式．かかりつけ医（整形外科）までは徒歩8分，最寄りの駅までは徒歩10分．主な移動手段は車使用．

趣味：社交ダンスに週1～2回程度参加，ダンス参加後の仲間との食事が楽しみ．

運動習慣：ダンス参加日以外は週1～2回水中運動に参加．

【医学的情報】

医師より：左側膝関節内反変形著明で外側も関節裂隙の狭小化を認める．ダンス活動復帰を考慮，膝関節温存手術では再手術の可能性があるためTKAの適応と判断した．入院期間は当院プロトコルに沿って4週間を予定．術後深部静脈血栓症（Deep Vein Thrombosis：DVT）予防のために血液凝固阻止剤のクレキサン（Clexane），術後の疼痛に対し非ステロイド性抗炎症薬のボルタレン（Voltaren）の投与を予定．

術前単純X線像：大腿脛骨角（Femorotibia Angle：FTA）は左側184°，右側177°．Kellgren-Lawrence分類Ⅲ．腰野分類3．

術前全身評価：呼吸循環器機能評価（単純X線像，超音波および呼吸機能検査）上，手術の制限要因を認めず．

術前血液一般・生化学検査：ヘモグロビン（Hb）12.3 g/dL，赤血球数（RBC）410万/μL，総コレステロール（T-cho）190 mg/dL，アスパラギン酸アミノトランスフェラーゼ（AST，旧称GOT）28 IU/L，アラニンアミノトランスフェラーゼ（ALT，旧称GPT）20 IU/L，クレアチニン（Crea）0.61 mg/dL，尿素窒素（BUN）22.2 mg/dL

術式：左側TKA（PS type），内側傍膝蓋アプローチ，セメント使用．膝蓋骨も置換．

術中特記事項：出血量340 mL．手術時間1時間55分．駆血帯は使用せず．

術後整形外科的評価：単純X線像はFTA 174°．術創部の回復順調．膝関節前後および側方

動揺性ともに安定．下肢静脈超音波検査で重度のDVTは認めず．

術後血液一般・生化学，凝固・線溶検査の経過：

	手術日	術後1日	術後2週	術後4週	術後20週
Hb (g/dL)	11.5	10.9	11.2	11.6	12.0
Ht (%)	33.7	32.4	—	—	—
RBC × 10^4 (/μL)	368	351	—	—	—
WBC (/μL)	10500	—	6700	3700	5900
CRP (mg/dL)	—	3.14	0.29	0.18	0.1
D-dimer (μg/mL)	—	6.1	9.3	7.3	—

術後プロトコル：

術後1日目：1/2荷重程度可，車椅子乗車，自動介助から関節可動域練習．

術後4日目〜術後1週：平行棒内立位保持練習→平衡棒内歩行開始，他動関節可動域練習．

術後1週〜術後2週：全荷重可．杖歩行．

術後4週：退院，退院時指導（筋力強化・ストレッチング・バランス動作中心に）

【心身・身体機能評価】

評価時期：手術前，術後2週，術後4週，術後20週

ホープ：ダンスサークルへの参加および継続．

認知精神状態：良好．

コミュニケーション：自己表現および他者との関わり良好．

手術前バイタルサイン：安静時血圧136/68 mmHg，心拍数78 bpm，体温36.4℃，酸素飽和度（SpO_2）98％．

触診および視診：

	術前	術後2週	術後4週
視診・触診	左膝関節軽度熱感あり	手術部から遠位にかけて軽度腫脹熱感あり	浮腫軽減傾向，熱感継続も範囲縮小

疼痛：Visual analog scale（VAS；10 cmのスケール上で，左端の「まったく痛くない」から右端の「とても痛い」までの間の該当する部位に点を打ってもらい，左端からの距離で疼痛の程度を表す）

	術前	術後2週	術後4週	術後20週
歩行時	7.6	4.2	2.1	0.9
階段	8.8	—	3.8	1.1
手術部（安静時）	—	3.1	1.8	0.6
ダンス時	8.9	—	—	1.3

単位：cm

荷重に対する不安：VAS　10 cm上　左端：全く不安はない　右端：とても不安

	術後2週	術後4週	術後20週
歩行時	7.8	2.1	1.2
階段	—	3.1	1.7
ダンス時	—	—	2.0

単位：cm

周径：

		術前	術後2週	術後4週	術後20週
大腿：膝蓋骨上縁15cm上	R	52.0	51.5	52.5	53.5
	L	48.0	48.0	48.5	50.0
膝蓋骨上縁	R	41.5	41.5	41.5	41.5
	L	42.0	43.5	43.0	42.5
下腿最大	R	35.0	34.0	34.5	35.5
	L	33.5	35.0	34.5	35.0
下腿最小	R	24.0	24.0	24.0	24.0
	L	24.0	25.0	24.5	24.0

単位：cm

関節可動域（Range of Motion：ROM）：股関節可動域は正常範囲

			術前	術後2週	術後4週	術後20週
膝関節	屈曲	R	145	145	145	145
		L	130	110	125	130
	伸展	R	0	0	0	0
		L	−10	−5	0	0
足関節	背屈	R	15	20	20	20
		L	15	15	20	20
	底屈	R	40	40	40	40
		L	40	40	40	40

単位：°

筋力（Manual Muscle Test：MMT）：

			術前	術後2週	術後4週	術後20週
股関節	屈曲	R	5	5	5	5
		L	5	5	5	5
	伸展	R	4	4	4	5
		L	3	3	3	4
	外転	R	4	4	5	5
		L	3	3	4	4
	内転	R	3	3	4	5
		L	3	3	3	4
膝関節	屈曲	R	4	4	5	5
		L	3	3	3	4
	伸展	R	5	5	5	5
		L	3	4	4	5
足関節	背屈	R	5	5	5	5
		L	5	5	5	5
	底屈	R	4	4	5	5
		L	3	3	4	5

等尺性収縮筋力：HHD 使用

		術前	術後2週	術後4週	術後20週
膝関節伸展筋	R	33.4	31.2	32.1	34.3
	L	24.2	17.5	18.9	29.6

単位：kgf

バランス機能：Functional Reach（FR），Timed Up and Go test（TUG），肘掛けあり坐面高さ 43 cm

	術前	術後2週	術後4週	術後20週
FR（cm）	33.5	29.6	34.5	36.5
TUG（sec）	6.9	8.9	7.1	6.2

左側下肢荷重量：体重計使用，視線は前方

	術前	術後2週	術後4週	術後20週
両足静止立位時	25	22	26	28

単位：kg

歩行：

	術前	術後2週	術後4週	術後20週
10m 最速歩行時間	6.9	9.1（杖使用）	7.8	6.4

単位：秒

歩行観察：

	術前	術後2週	術後4週	術後20週
歩容	左脚立脚時外側動揺性あり 左脚立脚時間短縮 左脚遊脚時，股・膝関節の屈曲角度減少	杖への依存軽度 左脚立脚時間減少 足底全接地傾向	左脚立脚時間延長 踵接地，足尖離地認める	跛行ほぼ改善

日常生活動作能力：Barthel Index（BI），Instrumental ADL（IADL）

単位：点

	術前	術後2週	術後4週	術後20週
BI	100	60	100	—
IADL	8	—	—	8

術前：和式トイレ使用困難，靴下の着脱は長坐位で膝を屈曲して実施，正坐不可，しゃがみ込み動作なんとか可．
術後20週：和式トイレ未使用，正坐実施制限中のため未実施，しゃがみ込み動作右脚深屈曲位で可能．

健康関連 QOL 尺度：日本版変形性膝関節尺度（JKOM）

	術前	術後2週	術後4週	術後20週
JKOM	68	—	—	42

単位：点

自己満足度：VAS 10 cm 上　左端：とても満足している　右端：全く満足しない

	術前	術後2週	術後4週	術後20週
歩行	6.8	5.1	2.8	1.8
ダンス	8.4	—	—	3.1

歩行：満足して歩くことができますか，ダンス：満足してダンスができますか　　　　　単位：cm

【生活機能】　●阻害因子，○促進因子

	術前	術後2週	術後4週	術後20週
健康状態	●左変形性膝関節症	●左側TKA術後 ○合併症なし	●左側TKA術後 ○合併症なし	●左側TKA術後 ○合併症なし
心身・身体	○認知機能良好 ○動機付け良好 ●左側下肢筋力低下 ●左膝関節動作時，荷重時痛 ●膝ROM制限 ●左側下肢筋力低下	●荷重に対する不安 ○動機づけ良好 ●手術部痛 ●左側下肢筋力低下 ●左膝関節動作時，荷重時痛 ●膝ROM制限	○動機づけ良好 ●手術部痛軽減 ●左側下肢筋力改善 ○荷重不安感なし ○目標膝ROM獲得	○動機付け良好 ○荷重時痛なし ○左側下肢筋力改善
活動・参加	●バランス能力低下 ●重心移動能力低下 ●歩行能力低下 ○運動習慣あり ●ダンス活動制限 ●基本動作制限	●バランス能力低下 ●重心移動能力低下 ○病棟内歩行自立 ●ADL能力低下 ●基本動作制限 ●退院未定	○バランス能力低下 ○重心移動能力改善 ○屋外歩行自立 ○ADL改善 ●基本動作制限	○バランス能力低下 ○重心移動能力改善 ○ADL，IADL能力改善 ○ダンス活動参加 ●基本動作制限
環境・個人	○夫，娘による家事の援助可能 ○マンションエレベータ付き		○夫，娘による家事の援助可能 ○マンションエレベータ付き	○夫，娘による家事の援助可能 ○マンションエレベータ付き

【治療目標】

術後2週：病棟歩行自立.
術後4週：屋外独歩自立，退院.
術後20週：ダンス活動に満足して参加できること.

【治療プログラム】

術後3日目〜

- 筋力強化練習：ベッド上で股，膝関節等尺性運動を介助下から開始し坐位で等張性膝伸展運動，平行棒内上肢支持してカーフレイズ，スクワット.
- 膝ROMエクササイズ：疼痛に合わせ介助から開始，その後スライディングボードを使用し自動運動へ．伸展角度制限に対し，持続的に伸張.
- 基本動作練習：バイタルサインをチェックしながら臥位⇔端坐位へ．膝屈曲介助下で実施.
- 移乗動作練習：荷重時の疼痛を確認しながら介助量を調整.
- 平行棒内立位保持練習：立位時の血圧変動に注意しながら実施.
- バランス練習：上肢支持しての立位→上肢支持なし立位→前方リーチ練習（徐々に難易度高く）．
- 重心移動：両側立位下で前後左右方向へ徒手で誘導.
- 荷重練習：体重計を用いて疼痛に合わせ症例自身が荷重量を調整.
- 歩行練習：平行棒内両側上肢支持歩行→片手支持歩行→監視下杖歩行.
- 物理療法：リハ後のアイシング.

術後2週〜

- 筋力強化練習：スクワット練習（膝屈曲軽度），坐位膝関節屈伸運動（ゴムチューブ使用）追

加.
- 膝ROMエクササイズ：他動運動へ変更.
- 膝蓋骨モビライゼーション：術創部の回復に合わせ実施.
- バランス練習：タオルを足底に置きその上で立位保持，前後左右へのステップ練習.
- 重心移動：徒手誘導により継続して実施．特に踵接地から足尖離地までを意識させ実施.
- 荷重練習：できるだけ左右差がなくなるよう意識して実施.
- 歩行練習：歩行量を増加．杖なし歩行（速度および歩幅調整），院内や階段昇降追加.
- 起居動作練習：臥位⇔立位練習.
- 評価および測定のフィードバック；各評価の向上点を本人にわかりやすく説明.

術後4週～
- 自宅練習指導：筋力強化，ストレッチング，バランスなどの練習や日常生活での注意事項，運動参加前の準備運動を徹底することを記したプリントを作成し運動チェックシートとともに配布．自宅練習を継続する必要性を説明．本人と娘に対する栄養指導.

術後16週～
- ステップ練習：条件付きステップ練習指導（スローテンポで下肢回旋運動を強いられることが少ない曲を選択）.

【理学療法経過】

術後3日目からベッドサイドで理学療法介入．血圧124/78 mmHg，心拍数90 bpm，酸素飽和度98％，分時呼吸数16回，その他の呼吸機能の異常所見を認めず．膝ROM屈曲40°，伸展−10°．自動運動で疼痛高度．膝関節周囲の熱感および腫脹高度．術後5日目，車椅子移乗動作自立，理学療法室に練習場所を変更．立位練習時の血圧変動なし．術後1週，平行棒内重心移動およびバランス練習では荷重痛軽度，荷重に対する不安感の訴えあり．術後2週，膝関節屈曲120～125°，荷重に対する不安感軽減．院内杖歩行自立．術後3週，院内杖なし歩行自立，階段手すり歩行自立．BI 95点（入浴動作時跨ぎ動作軽介助）．術後4週，臥位⇔立位動作自立，BI 100点．術後4週，退院．

【考察】

変形性膝関節症（膝OA）は高齢者に多い関節の変性を基盤とした非炎症性の疾患である[1]．膝OAは症状が進むにつれ関節への負担を増加させ疼痛を招き，日常生活動作や余暇活動の制限などクオリティオブライフ（Quality of Life：QOL）を低下させる原因の1つとなっている．膝OAの発症増悪因子は加齢，女性，肥満，運動量の増加，大腿四頭筋の筋力低下と報告されているが[2,3]，本症例は，60歳台，女性，BMI 26.7，荷重関節の負担が高いダンス活動など多くの発症増悪因子を有しているので，症状が進行した可能性が認められた.

初期段階の膝OAの治療は，理学療法士が主に関与する運動療法や温熱，電気治療を駆使した物理療法，鎮痛薬および関節保護薬による薬物療法などの非観血的治療法であり，手術ではない．本症例は近医で薬物および物理療法を受けていたが，これらの治療効果は限定的で，膝OAに対する運動療法の効果と比較すると決して高いものとはいえなかった[4,5]．そこで，今後の日常生活活動だけでなく，楽しんできたダンスの再開を目的に，それを可能にする手術を希望したのである.

手術前評価を入院日（術前2日）に実施した．本症例はダンスを楽しむために手術を希望したことを訴え，そのためには手術後のリハビリテーションも一生懸命頑張ると意欲的でありモチベーションはとても高かった．モチベーションの高さは理学療法の施行過程，治療効果に影響する要素であり治療に役立った.

術前の下肢機能評価では，大腿部周径は右側との比較で87％と差が生じており，筋力評価とあわせて検討すると，かなりの筋萎縮および筋力低下を生じていた．これは変形進行や疼痛増強，左側下肢の荷重量低下によって生じた筋活動の低下によるものと考えられた．実際に左側下肢の立脚時

間の短縮，体重計を用いて計測した下肢荷重量の低下を認めた．そして，これらの下肢機能の低下や膝関節痛がQOL，本人の楽しみであるダンス活動の満足感低下につながったと考えた．

本人が運動量の多いダンス活動への復帰を望んでいることを考慮し，再手術を招く恐れがある関節温存手術でなく，TKAを選択した．TKAは疼痛除去および膝機能再建が短期間で可能である．本症例では手術前の歩行補助具の使用頻度が少なく，階段は降段のみ2足1段となる程度であったので，これを主な根拠として，また本人自身の早期退院の希望を酌んで術後4週時に退院と設定した．

手術は順調に終了し術後の全身状態も良好な経過であった．術後の合併症，とくにDVT，感染，術後出血継続などを認めず，理学療法室での練習が早期に可能となり疼痛の遷延を防ぎながらアプローチした．ROMエクササイズはスライディングボードを用いて自動運動から始め，筋力強化練習も高負荷にならぬよう低負荷から開始した．また抜鉤後は術創部の状態に合わせ手術創部周囲の膝蓋骨モビライゼーションを追加した．

荷重開始時期からもっとも重点を置いたのは左膝関節への荷重に対する不安感の除去である．荷重練習開始時に疼痛の出現や人工物への負担を心配する言動を認めていた．不安感が残存すると歩行時の左側への重心移動が困難となり歩行能力向上の妨げになる可能性があるため，バランスおよび重心移動練習といった荷重下における練習を中心に実施した．その結果，疼痛や不安感の軽減にともない荷重量が増加し，歩行能力の改善，病棟内歩行自立を獲得した．症例に対し，2週時の評価で見られた改善点を強調して説明し，モチベーションの維持に役立てた．

術後4週退院を目標に練習負荷を徐々に増加した．歩行練習では病棟～理学療法室間の移動を歩行と設定し1日の歩行量の増加を目指した．また量的な負荷だけでは歩行能力の向上は困難と考え，バランス練習および重心移動練習を継続した．バランス練習は平行棒内でバランスパッドを用いた練習やステップ練習を実施．重心移動練習は前後左右方向に加え，heel contactからtoe offまでを特に意識させて歩容の改善に向けた練習を実施した．このように，歩行，バランスおよび重心移動練習に重点を置いて構成し，練習に励んだ．つまり，時間的比率としては，筋力強化練習やROMエクササイズ，ストレッチング練習よりも荷重下で行う練習を優先して実施した．術後のROM制限を術前ROM制限の少なさ，手術による制限因子（関節構成体，軟部組織）の除去，適切な疼痛コントロールによって改善できると考えたからである．また筋力強化練習は，術後早期の低負荷運動では入院期間の4週間で筋肥大をともなった筋力向上は困難と考え，荷重に対する不安感の軽減を目的に下肢全体の運動であるカーフレイズおよび屈曲角度の負荷をコントロールしたスクワット練習を中心に実施した．

手術後4週時の評価では，ROM，バランス機能の順調な改善に加え，左側荷重時の不安感の解消により，荷重量および歩容も改善し踵接地や踏み返し動作を認めた．そして応用歩行も可能となり，術後4週時の目標である屋外独歩自立が可能となり，退院となった．

一方，等尺性膝伸展筋力は入院期間中に改善を認めなかった．これは，測定時の筋力発揮に対する不安感や膝OAの罹患期間を考慮すれば妥当な数値であり，退院後の改善目標の1つとしてとらえることにし，退院時に指導を行った．退院時の指導目的はダンス活動への参加である．そのためには，左側下肢への的確な重心移動および荷重量，右側膝関節OA発症予防，左側人工関節の負荷軽減が重要であり，そこに着目して身体機能強化練習を指導した．また荷重関節疾患に重要な指導として患者教育がある．先に述べたように退院後に体重増加，筋力低下を生じさせないことが重要である．本症例だけでなく家族に対しても栄養指導や筋力強化の継続が重要であることを指導した．家族にも指導した目的は社会的サポートを得

るためである．さらに練習継続性を高めるためにプログラムの実施チェック表を作成した．また中高年者は，やりがい，楽しみ（本症例にとってはダンス活動）をもつことが生活上の満足感を高めると考え，自宅練習を継続することが，楽しみにつながることを記述した自宅練習用パンフレットを用意し動機付けとなるよう提供した．

手術後20週の外来診察時に再評価を実施した．チェック表の確認をすると継続して記入ができており，下肢機能に加え，膝機能，日常生活満足度，余暇活動時の満足度の向上が認められた．これは，疼痛除去によるダンス活動への参加，参加にともなうダンス仲間と過ごす時間の楽しさによるものであり，この満足感が自宅練習の継続につながり，好循環をもたらしていると推察できた．

今回，活動性の高いTKA症例を担当した．症例は，手術と術後のリハ練習によって，早期にダンス活動に復帰し，参加する楽しみを味わっているようである．手術後のQOL向上に如何に寄与するかを考えながら介入する方法を学ぶことができた．

【引用・参考文献】

1) 越智光夫, 安田和則, 糸満盛憲, ほか：膝関節の疾患―5. 関節症と関連疾患. 1. 変形膝関節症. 中村利孝, 松野文夫, ほか（編）：標準整形外科学 第10版. 医学書院, 2008, 584.
2) Felson, D. T., Zang, Y., Hannan, M. T., *et al.*：Risk factors for incident radiographic knee osteoarthritis in the elderly：the Framingham study. *Arthritis Rheum.* **40**（4）：728-734, 1997.
3) 大森 豪, 古賀良生, 瀬川博之, ほか：変形性膝関節症に対する21年間の疫学的縦断調査―松代検診2000の経験―. 膝 **26**：243-246, 2002.
4) 赤居正美, 岩谷 力, 黒澤 尚, ほか：運動器疾患に対する運動療法の効果に関する実証研究―無作為化比較試験による変形性膝関節症に対する運動療法の効果―. 日整会誌 **80**：316-320, 2006.
5) Brosseau, L., Tugwell, P., Welles, G. A., *et al.*：Philadelphia panel evidence-based clinical practice guidelines on selected rehabilitation interventions for knee pain［with systematic review］. *Phys. Ther.* **81**（10）：1675-1700, 2001.

解　説

■ここがポイント■

リハビリテーションの目的が単に障害を受けた生活機能の回復だけでなく，以前から親しんでいる趣味活動の継続である症例への対応を確認しよう．趣味活動に復帰するためには，入院中の対応だけでなく，退院後の対応も必要だが，それがどのようなものであったかについても注目しよう．

【はじめに】

症例の障害，症例や家族のホープ，リハの目的など，特に強調したい点を中心に構成するが，ここでは，症例のホープを中心にまとめている．

【症例】【診断名】【主訴】【現病歴】【既往歴】

BMIから体重減少の必要性がうかがえる．また，術側は左側だが右側にも問題を抱えていることがわかり，評価およびプログラムの立案で注意が必要である．術中や術後の合併症を医師とともに予防するため，既往歴の収集が重要であるが，本症例では膝OAの他は特記するような既往症はない．

【個人的・社会的背景】

娘は家事に協力的なようだが，夫に関しても，どの程度協力的であるか情報が欲しい．家屋構造や住宅周辺環境は下肢機能障害を患っている場合には重要な情報である．

【医学的情報】

術前の状態から術式，術後の状態まで簡潔にまとめられている．右側のFTAが177°であり，反対側にも配慮が必要であることがわかる．人工関節手術の合併症として頻度が高いDVTについても触れている．これは術後理学療法実施時のリスク管理に活用できる情報である．手術関連情報としては，関節可動域の設定と関連して使用インプラントの把握が重要である．

【心身・身体機能評価】

評価がなされた時期別に，項目ごとに表にまとめられているので，変化を把握しやすい．

- ニーズ・認知精神機能・コミュニケーション・手術前バイタルサイン：いずれも術後リハビリテーションにとってはプラス要因であることがわかる．

- 局所の触診・視診，疼痛の検査：触診により圧痛など疼痛の評価も詳細に行うべきである．VASを用いた評価は，患者本人が行う評価であるので，担当する学生，理学療法士はそのことを十分考慮してリハビリテーションを進めるべきである．医療者側の数値的な判断と患者の主観的判断とが大きく乖離したまま治療を進めることは好ましくない．

　疼痛の評価に利用しているVASは，次のようにして実施される．適当な紙の上に長さ10 cmの直線を引き，左端に「まったく痛くない」，右端に「とても痛い」という疼痛の強度を対応させておく．もし，まったく痛みを感じていなければ，左端に，耐えられないような痛みであれば右端に点を打つことにして，痛みを感じている対象者に，自身の痛みが直線のどの位置に該当すると考えるかを聞き，適当な位置に点を打ってもらう．このようにして左端から打ってもらった点までの距離を測るとおおまかではあるが疼痛の程度を数値で表すことができるというのがVASの考え方である．痛みに対する感覚の個人差が大きいので，他人同士の比較には問題があるが，個人内の痛みの強さの比較には役立つであろう．この症例では，術前には階段の昇降やダンスの際にかなりの痛みがあったものが，手術を受けた後だんだんと低下し，術後4週時には，著しく改善したことが数値で示されている．

- 脚長差・周径：下肢機能障害に対する周径は，筋力評価とあわせて用いると筋の萎縮程度を把握することができる．また術後合併症である浮腫などの状態を把握するためにも必要である．

特に下腿に関してはDVTを考慮して計測すべきである．
- 関節可動域：表の形で経過を追って示すことによって，可動域の順調な回復がわかる．膝屈曲は最終的に130°であるが，TKAであれば十分な可動域の回復といえる．
- 筋力：MMTでは術側のみならず反対側においても順調な回復が進んだことがわかる．ただし等尺性筋力では両側ともまだ不十分なレベルである．本症例は退院後，疼痛軽減により活動量が高くなることが予測されるので，退院後もトレーニングの継続が必要である．
- バランス機能：FRおよびTUGで，経過を数値で表示している．
- 歩行・歩容：TKA後の膝機能は手術前と大きく異なるため，歩容に影響を及ぼす．したがって，入院中に限らず退院後を視野に入れて指導すべきである．本症例は反対側下肢も膝OAを罹患しているので，手術側だけでなく右側下肢にも詳細な評価が必要である．
- 日常生活動作・家事動作・起居動作：症例の家庭における役割は家事全般である．これらはBIの点数だけでなく，個別に記載すべきである．夫や娘の協力状況についても情報が欲しい．
- 健康関連QOL尺度：JKOMは近年，健康関連QOLの変形性膝関節症の疾患特異的尺度として用いられている．日常生活動作と同じように，この尺度を用いる際には，各項目について詳記し，問題がある項目を解説する．

【生活機能】

生活機能の内容をICFの分類法に従って健康状態，心身・身体機能，活動・参加，環境・個人に細分して，4回にわたって評価している．活動・参加では，運動習慣の保持など肯定的な面に目を向けている．機能障害の面だけを取り上げていた変形性膝関節症という健康状態に，他に合併症がないという利点を加え，同時に娘による家事支援などプラス要因が多い環境・個人因子を配慮して，治療目標をより高いレベルに設定できる可能性が出ている．身体機能で，左膝アライメントや体幹機能良好にも触れておくとよい．

【治療目標】

術後2週時の目標は，病棟歩行自立だけでなく，日中および夜間はどうするかなど，詳細に設定する．これによって，病棟内ADL練習への早期取組みなどの必要性が明確になる．長期目標としてダンスも重要であろうが，退院後の自宅での生活を考慮した目標も今少し詳細に立てるべきであろう．6週前後で家事動作自立としてもよいのではないか．

【治療プロトコル】

術後3日目から術後16週以降のダンスの練習にいたるまでのプログラムが詳細に示されている．

【理学療法経過】

実施された治療の内容と症例の反応が経過を追って述べられており，退院まで順調な経過をたどったことがわかる．

【考察】

冒頭で，膝OAについて本症例と関連させながら説明を加え，保存的治療でなく手術を選んだいきさつを述べている．続いて患者のリハに対する取組み姿勢と術前の障害の状況を概観し，手術の術式の選択と術後の目標設定を考察している．

続いて治療法を選択した理由などの考察がなされている．記述から，症例の希望しているダンス復帰のためのアプローチが的確で有効であったことが認められる．しかし，一方で，積極的な減量指導や，家事動作獲得のためのアプローチが不足している．また，手術側でなく反対側にもOAがあるが，こちらについても今少し詳しい評価が望ましい．反対側下肢の人工関節施行を防ぐ観点からも重要である．

VII

復職を目標とした回復期延髄梗塞の症例

レジュメ

【症例】 40歳台前半，男性，172 cm，67.7 kg
【診断名】 右延髄正中部の脳梗塞
【障害名】 左片麻痺
【主訴】 左肩の痛みを何とかしたい．
【ニーズ】 復職，杖なしでの歩行．
【現病歴】 X日（発症日），出張先で頭痛．翌日左上下肢にしびれが出現したのでA病院受診・入院．5週後に当院へ転院．
【既往歴】 3年前に高血圧指摘（未治療）．
【他部門からの医学情報】 (1) 主治医より：入院期間は2カ月の予定．復職を目指す．前医から妻へ後遺症の説明済み．(2) 看護師より：穏和で几帳面．同室者とのコミュニケーションも良好．バイタル安定．(3) OTより：知的低下，高次脳機能障害無し．左肩関節に疼痛，可動域制限あり．(4) その他：身障手帳2級申請中．
【個人的・社会的背景】 妻，子ども（2人）との4人家族．デスクワーク中心の会社員．復職のための配置転換可．通勤は電車，バスで1時間半．経済状況は現時点で問題なし．趣味は写真とハイキング．飲酒は付き合い程度．喫煙歴なし．
【病前の生活】 6時起床・朝食・出勤，8時半〜17時仕事，19時帰宅・夕食，0時就寝
【発症日からの理学療法経過】
X+2日：理学療法開始．+5日：起立 ex. 開始．+1週4日：平行棒内近位監視1往復．+4週1日：4点杖で20 m介助歩行．+6週：T字杖歩行．+7週3日：PAFO作成．+9週2日：PAFO修正．+10週5日：応用歩行練習追加．+11週4日：左肩疼痛に対し低周波開始．+12週3日：屋外スロープ歩行練習追加

【機能診断学的評価】

	初回評価：X+8週4日〜9週3日	最終評価：X+13週4日〜14週
全身状態	意識清明，知的機能正常	初回時と著変なし
コミュニケーション	コミュニケーション良好．構音障害なし	初回時と著変なし
バイタルサイン	PTの前・中・後とも，血圧：120/60 mmHg．脈拍数：80 bpm（整）前後で安定	
疼痛	左肩に運動痛あり．亜脱臼なし	初回時と著変なし
Brunnstrom Stage	上肢-手指-下肢 Ⅲ-Ⅲ-Ⅳ	Ⅳ-Ⅳ-Ⅴ
深部反射	右正常，左上下肢亢進，左足クローヌス（+）	左足クローヌス減弱
病的反射	右陰性，左上下肢陽性	初回時と著変なし
筋緊張	右正常，左大胸筋・上腕二頭筋亢進	初回時に加え，下腿三頭筋亢進
脳神経	Ⅴ：筋力正常，左感覚鈍麻 Ⅺ：僧帽筋・胸鎖乳突筋筋力 右>左	初回時と著変なし
感覚	左表在覚鈍麻，しびれ感（+），深部覚正常	初回時と著変なし
ROM	左肩関節有痛性制限，足関節背屈10度	左肩関節有痛性制限，足関節背屈25度
筋力（MMT・握力） 右	体幹回旋4，他は5．握力 52.8 kgf	体幹回旋4（改善），他は5．握力 51.4 kgf
左	上肢2〜3，手関節1，体幹3〜5，下肢3〜4，足関節背屈4，底屈1．握力：3.0 kgf	上肢2〜4，手関節3，体幹4〜5，下肢3〜5，足関節背屈4（改善），底屈1．握力：5.2 kgf

foot-pat test		右 40 回/10 秒 左 16 回/10 秒	右 63 回/10 秒 左 20 回/10 秒
協調性		下肢テストは左右とも正常	初回時と著変なし
姿勢	端坐位	背もたれなしで安定（30 分以上可）	初回時と著変なし
	膝立ち位	左荷重時に股関節が屈曲し，保持不可	左荷重時に股関節屈曲せず，支持性良好
	立位	左右の荷重均等．左上肢筋緊張亢進（＋）	初回時と著変なし
動作	起き上がり	左右とも可．円滑で安全性に問題なし	初回時と著変なし
	立ち上がり	上肢支持なく 40 cm 台から可能	上肢支持なく 10 cm 台から可能
	床からの立ち上がり	膝立ち位から左下肢を前に出して立ち上がる．途中バランスが崩れかかるが，立ち直る	バランス崩すことなし
バランス	坐位バランス	左体幹立直り（＋），上肢パラシュート反応（－）	左上肢パラシュート反応（±）
	立位バランス	左ステッピング・ホッピング反応（－）	左ステッピング・ホッピング反応（±）
	Romberg Test	（開眼/閉眼）10 秒以上/10 秒以上	（開眼/閉眼）10 秒以上/10 秒以上
	Mann test	（開眼/閉眼）10 秒以上/7.8 秒	（開眼/閉眼）10 秒以上/8.8 秒
	開眼片脚立位	（右/左）10 秒以上/1.0 秒	（右/左）10 秒以上/1.7 秒
	閉眼片脚立位	（右/左）3.6 秒/0 秒	（右/左）10.3 秒/0.6 秒
平地歩行	裸足	左足部内反尖足，外側前面接地，反張膝，トレンデレンブルグ徴候（＋）．歩幅 右＞左．蹴り出し（－），左クリアランス不良．遊脚相 右＜左．上肢筋緊張亢進し肩痛増強．連続 150 m 可能	初期評価時の所見改善．歩幅左右均等，遊脚相左右均等．上肢筋緊張亢進軽減，肩痛軽減．連続 600 m 可能
	10 m 歩行	快歩 9.87 秒（18 歩），最大 7.84 秒（16 歩）	快歩 9.67 秒（18 歩），最大 5.43 秒（15 歩）
	PAFO 装着時	PAFO．裸足での所見改善．速歩時 claw toe が起こり，PAFO に当たって疼痛（＋）．PCI：0.16	オルトップ AFO．初回評価時の所見改善．速歩時 claw toe 改善し疼痛（－）．PCI：0.09
階段		手すり使用，2 足 1 段で昇降可能	手すりなし，1 足 1 段で可能
段差昇降（40 cm）		手すり使用で昇段可能，降段不可	手すり使用で昇段降段とも可能
屋外歩行		実施せず	オルトップ AFO．杖なし可．速度不十分
FIM		109（セルフケア，排泄，移乗，移動で減点）	113（セルフケア，移乗，移動で減点）

【生活機能（初回評価時）】 心身・身体：#1 左片麻痺，#2 左肩有痛性 ROM 制限，#3 左足関節背屈制限，#4 左 claw toe．活動：#5 屋外歩行非自立，#6 公共交通機関利用不可，#7 家庭内 ADL 非自立．参加：#8 家庭復帰困難，#9 復職困難．環境・個人：会社員，社宅住まい

【目標（初回評価時）】 短期：屋外杖歩行自立，長期：復職

【治療プログラム（初回評価時）】 #1 斜面台立位，#2 左肩ホットパック，#3 プラットホーム上運動，#4 低周波，#5 エルゴメーター，#6 トレッドミル歩行，#7 室内歩行，#8 段差昇降

【生活機能（最終評価時）】 機能・構造：#1 左片麻痺，#2 左肩有痛性 ROM 制限．活動：#5 屋外杖なし歩行非自立．参加：#9 復職困難

【目標（最終評価時）】 短期：屋外杖なし歩行獲得，長期：復職

【治療プログラム（最終評価時変更点）】 #7 応用歩行に変更，#8 屋外歩行に変更．退院後も自宅で継続：#3，7，8

【考察】 症例は 40 歳台で，高次脳機能障害がないことから，身体機能回復により復職を目指す目的で当院へ転院となった．初回評価時には麻痺は上肢・末梢に強く，有痛性の可動域制限が認められ，歩行は歩容，耐久性，スピードの回復が不十分であった．その中で，復職を長期目標として設定し，歩行能力改善に重点を置いたプログラムの立案，実施を進めた．その結果，最終評価時には連続歩行距離が 600 m 以上可能となり，自由歩行の PCI 低下が見られたことから歩行効率が改善，屋外杖なし歩行も可能となった．しかし，歩容や荷物をもつ能力などの改善が不十分であり，復職にはいたらなかった．X＋14 週 4 日に退院となったが，歩行能力改善を目指して練習を継続することで，復職可能と考えられる．

症例レポート

【はじめに】

若くして脳梗塞を発症し，左片麻痺となった症例である．急性期を脱した後，復職（会社員）に向けた積極的なリハ（リハビリテーション）を希望し，当施設に転院となった．高次脳機能障害や他の合併症もなく，屋内歩行は装具を用いて自立していたため，デスクワーク中心の仕事は可能であった．しかし，通勤に公共交通機関を利用する必要があるので，公共交通機関を利用した通勤を目標において，屋外歩行の獲得，歩行距離の延長，耐久性の向上など，高いモチベーションを活かしながら理学療法プログラムを進めた．

【症例紹介】

40歳台前半，男性
身長 172 cm，体重 67.7 kg（入院後 - 4 kg）
診断名：脳梗塞（右延髄正中部）
障害名：左片麻痺
主訴：左肩の痛みを何とかしたい．
ニーズ：左上肢の麻痺を復職できる程度まで回復したい．杖なしで歩きたい．

【現病歴】

以前より2～3カ月に1度くらい頭痛があったが，市販の頭痛薬を飲むと治まっていたので特に受診や治療はしていなかった．

発症日（X日）の前日午後4時ごろから頭痛があった．いつもの市販薬を服用してもよくならなかったが，出張中でホテルに泊まっていたためそのまま様子を見ていた．翌朝（X日）に頭痛が悪化し，ふらつきや左上下肢のしびれ感も出現したので，ホテルのフロントに頼んで救急車を呼んだ．搬送されたA病院でCT・MRI検査を受け，上記の診断の下にそのまま入院となり保存的治療を受けた．

症状が安定したため，リハビリテーション専門病院に転院目的でX + 4週4日にA病院を退院し，翌日に紹介されたB病院を受診した．ベッドの空きがなかったため，自宅待機の後，X + 5週1日にB病院に入院した．

【既往症】

高血圧．3年前より職場の健康診断で高めであると指摘されていたが（数値不明），特に治療はしていなかった．

【医学的情報】

1) 主治医より

MRI：右延髄正中部に梗塞巣を認める．入院（転院）後麻痺の増悪なし．

退院予定：2カ月で退院．必要に応じて職業リハを経過して，復職へ．

血圧降下薬と抗血小板薬を内服中．

2) 前医からの情報

椎骨動脈の解離が原因と考えられ，発症48時間以内の入院だったので，アルテプラーゼによる血栓溶解療法（t-PA療法）で保存的に加療した．

本人および妻には，麻痺は重度で後遺症が残ること，今後の回復についてリハの可能性に賭けてみてはどうかと説明をした．

3) 担当看護師より

体温：36.2℃，脈拍数：74拍/分（整），呼吸数：16回/分（規則的），血圧：132/58 mmHg（右）126/72 mmHg（左）

性格：温和で物静か．几帳面．同室患者とのコミュニケーション問題なし，リハ出棟問題なし

4) MSWより

身障手帳2級申請中

5) OTより

知的低下，高次脳機能障害なし．左肩関節有痛性可動域制限あり．大胸筋の緊張が高いことが原因と考えられる．筋緊張コントロールおよび随意性向上を目標にしている．利き手は右であるので，利き手交換は必要ない．坐位バランスが不良のため，下着の更衣と入浴動作の介助量が多くなっている．

6）臨床心理士より

　知的には健常域．記銘力と視覚反応性がやや低下しているが，社会事象に敏感であり，常識も保たれている．対人場面での適応にも問題ない．

【家族歴・社会的背景】

1）家族構成（男性□，女性○）

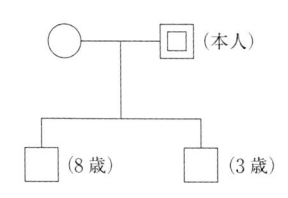

```
    ○─────□（本人）
         │
    ┌────┴────┐
    □         □
  （8歳）   （3歳）
```

　妻は30代後半：専業主婦　同居4人

2）職歴・教育歴

　職業：会社員（病気休職扱い）

　仕事内容：デスクワーク中心だが，数カ月～半年に1回程度泊りがけの出張がある．会社は福利厚生が整っており，復職にも理解を示してくれている．配置転換などの配慮も検討可能である．

　通勤：電車，バスで1時間半程度．転勤の可能性は低い．

3）経済状況

　休職中は傷病手当が出ているため，現時点で大きな問題なし．社会保険：本人

　妻は今後働きに出て家計を補助することも考えているが，可能なら夫には復職してもらいたいとのことである．

4）趣味・嗜好

　趣味：写真とハイキング．若いころはサッカーをやっていたが，今は子どもに教える程度．嗜好：普段は酒を飲まないが，付き合いで1～2杯程度．喫煙歴なし．

5）病前の1日の生活

　6：30起床・朝食，7：00出勤，8：30勤務，12：00昼食，17：00終業，19：00帰宅，19：30夕食・団欒，0：00頃就寝

　＊残業があるときは，帰宅が21時ごろとなる（週2～3日）

6）家屋構造および環境

- 社宅（マンション）住まい．14階建ての11階（改造不可），4LDK．建物出入口にスロープ，エレベータあり．
- 玄関：開き戸，敷居6 cm，上がり口10 cm　トイレ：洋式，広さ78 × 128 cm，入口段差1.5 cm　寝室：ベッド使用　浴室：シャワーあり，洗い場広さ120 × 90 cm　浴槽：高さ×幅×奥行き×深さ＝65 × 82 × 58 × 60 cm
- 自宅周辺：市街地で坂も少なく，舗装路である．運転免許証は取得しているが，自家用車は保有していない．

【入院（転院）までの理学療法経過】

X日	発症，A病院入院
X＋2日	ベッドサイド理学療法（坐位練習）開始
X＋5日	立位訓練開始
X＋1週	坐位保持獲得
X＋1週4日	平行棒内歩行近位監視1往復可能
X＋3週3日	平行棒内歩行近位監視5往復可能
X＋4週1日	4点杖で20 m介助歩行可能
X＋4週4日	A病院退院
X＋4週5日	B病院受診
X＋5週1日	B病院入院．理学療法，作業療法開始（5回/週）
X＋6週	T字杖歩行開始
X＋7週	左足関節弾性包帯使用，T字杖で150 m歩行可能
X＋7週3日	PAFO作成
X＋8週4日	学生の初回評価実施

【機能診断評価】

初回評価：X + 8 週 4 日～9 週 3 日，最終評価：X + 13 週 4 日～14 週

		初回評価：X + 8 週 4 日～9 週 3 日	最終評価：X + 13 週 4 日～14 週
1) 全身状態		意識清明，知的機能正常	初回時と著変なし
2) コミュニケーション		コミュニケーション良好．構音障害なし	
3) バイタルサイン		血圧：110～120/50～60 mmHg，脈拍数：80 拍/分（整）	
4) 疼痛		左肩に運動痛（+）．亜脱臼なし	初回時と著変なし
5) Brunnstrom Stage		上肢Ⅲ-手指Ⅲ-下肢Ⅳ	上肢Ⅳ-手指Ⅳ-下肢Ⅴ
6) 腱反射		右正常，左亢進，左足クローヌス（+）	左足クローヌス減弱
7) 病的反射		右陰性，左 Babinski（+），Chadock（−），Hoffmann（+），Trömner（+），Wartenberg（+）	初回時と著変なし
8) 感覚		顔面を含む左半身表在覚鈍麻，しびれ感（+），深部覚正常	初回時と著変なし
9) 筋緊張：他動伸長時		右正常，左大胸筋・上腕二頭筋亢進	初回時に加え，下腿三頭筋亢進
10) 脳神経検査		Ⅰ，Ⅱ，Ⅲ，Ⅳ，Ⅵ，Ⅶ，Ⅷ，Ⅸ，Ⅹ，Ⅻ：正常 Ⅴ：筋力正常，左感覚鈍麻 Ⅺ：僧帽筋・胸鎖乳突筋力 右＞左	初回時と著変なし
11) ROM （詳細は p.89 別表参照）	右	問題なし	問題なし
	左	肩関節有痛性制限，足関節背屈 10°	肩関節有痛性制限，足関節背屈 25°
12) 筋力 （MMT・握力） （詳細は p.89 別表参照）	右	体幹回旋 4，他は 5．握力 52.8 kgf	体幹回旋 4（改善），他は 5．握力 51.4 kgf
	左	肩関節・肘関節 2～3，手関節 1，頸部・体幹 3～5，股関節・膝関節 3～4，足関節背屈 4，底屈 1．握力：3.0 kgf	肩関節・肘関節 2～4，手関節 3，頸部・体幹 4～5，股関節・膝関節 3～5，足関節背屈 4（初期より改善），底屈 1．握力：5.2 kgf
13) foot pat test		右 40 回/10 秒　左 16 回/10 秒	右 63 回/10 秒　左 20 回/10 秒
14) 協調性		鼻指鼻テスト，膝打ちテスト，回内外テストは左上肢運動麻痺のため試行せず 足趾手指テスト，踵膝テスト，向こう脛叩打テスト右左とも正常	初回時と著変なし
15) 姿勢	端坐位	背もたれなしで安定（30 分以上可）	初回時と著変なし
	膝立ち位	左へ重心移動時すると股関節が屈曲し，保持不可	左重心移動時（荷重時）でも股関節屈曲せず安定．支持性良好
	立位	左右の荷重均等．左上肢筋緊張亢進（+），左重心移動時膝折れ・ロッキング（−）	初回時と著変なし
16) 動作	寝がえり	左右とも可．円滑で安全性に問題なし	初回時と著変なし
	起き上がり	右に寝返りをしながら下腿をベッドから下ろし，右 on elbow をとり，起き上がる 頸部，体幹，骨盤の分節運動あり．左肩関節の疼痛出現防止のための左上肢への注意あり．動作は円滑で，安全性に問題なし	初回時と著変なし
	立ち上がり	上肢支持なく 40 cm 台から可能．手すり使用で 15 cm 台からの立ち上がり可能	上肢支持なく 10 cm 台から可能．重心は右偏移
	床からの立ち上がり	膝立ち位（kneeling）から左下肢を一歩出した half kneeling をとり，立ち上がる 重心を上方移動させ，左下肢に荷重するとバランスが崩れかかるが，立ち直る	バランス崩すことなし

17)バランス	坐位	左重心移動時，左頭部・体幹立ち直り（＋），外乱刺激時，左上肢パラシュート反応（－），下肢バランス反応（＋），足部内反尖足（＋）	パラシュート反応（±）
	立位	左ステッピング・ホッピング反応（－），重心後方移動時に左母趾屈曲（claw toe）（＋），疼痛（＋）	左ステッピング・ホッピング反応（±），重心後方移動時の左 claw toe・疼痛軽減
	Romberg Test	（開眼／閉眼）10 秒以上／10 秒以上	（開眼／閉眼）10 秒以上／10 秒以上
	Mann test	（開眼／閉眼）10 秒以上／7.8 秒	（開眼／閉眼）10 秒以上／8.8 秒
	開眼片脚立位	（右／左）10 秒以上／1.0 秒	（右／左）10 秒以上／1.7 秒
	閉眼片脚立位	（右／左）3.6 秒／0 秒	（右／左）10.3 秒／0.6 秒
18）膝立ち歩行		左立脚時股関節屈曲し不安定．そろえ足歩行（左立脚後期に股関節が屈曲位で右が左よりも前に出ない）	左右対称に膝立ち歩行可．左立脚時も股関節屈曲せず安定．左立脚後期に股関節伸展し，左右の歩幅はほぼ等しい
19)平地歩行	裸足	歩幅は右＞左で，左遊脚相は右よりも長い．上肢の振りはなく，上肢の筋緊張亢進し，屈曲パターンの連合反応が見られる．常時左骨盤，肩甲帯後退位である 左接地時：足部が内反し踵接地ではなく外側前面接地となる．接地後荷重がかかり始めると内外反中間位になり足底接地となる．左膝軽度屈曲位で接地するが，急激に完全伸展位となる 左立脚中期：左股関節屈曲，左骨盤，肩甲帯後退が増強する．左膝は完全伸展位のままで，骨性に体重を支持し，反張膝となる．トレンデレンブルグ徴候が見られる 左足先離地時：体幹が右に側屈し，骨盤が挙上する．股関節は外旋位，足部の底屈は内反をともない，蹴り出しが見られない．足先が床に引っかかり，スムーズな離地とならない 左遊脚期：足部の内反が起こり，足先を引きずる．股関節の分回しも見られる．そのために大きく踏み出せず，右と比べて歩幅が狭い	歩幅ほぼ等しい．左右遊脚相もほぼ等しい．上肢の振りは不十分だが，上肢の緊張低下．連合反応も減弱．左骨盤，肩甲帯の後退減少 左接地時：足部が内反・尖足位となり，踵接地ではなく外側前面接地となる．接地後に内外反中間位になり足底接地となる．接地時の膝は軽度屈曲位で，荷重がかかっても軽度屈曲位を保持できる 左立脚中期：膝は片脚支持の前に完全伸展して骨性支持となり反張膝が見られるが，初回評価時より軽減．トレンデレンブルグ徴候も軽減 左足先離地時：股関節の外旋，足部内反が減少し，蹴り出しが見られるようになる．足先の引っ掛かり減少 左遊脚期：足部の内反が起こるが，足先の引きずりは見られない
	PAFO 装着時	PAFO 使用（指先まで内外果覆う，足趾屈曲防止ベルト足趾上） 歩幅はほぼ等しい 左接地時：裸足に比して足部の内反は減少したが，完全な踵接地とはならず，外側も接地する 左立脚中期：股関節が屈曲し，左骨盤と肩甲帯が後退するが膝は軽度屈曲位を保持できる．トレンデレンブルグ徴候が見られる 左足先離地時：足先が床に引っ掛かることがある 左遊脚期：足部の内反は減少し，引きずりは消失．股関節が軽度外旋して分回しが起こるが，裸足よりは減少 歩行スピードを上げると左 claw toe が起こり，PAFOに当たって疼痛を生じる．左上肢筋緊張が亢進し肩関節痛が増強	オルトップ AFO 使用．歩幅はほぼ等しい 歩幅はほぼ等しい 左接地時：足部の内反はごく軽度で，外側は接地せず，踵から接地となる 左立脚中期：股関節が屈曲し，左骨盤と肩甲帯が後退し，トレンデレンブルグ徴候があるが，初回評価時よりも減少 左足先離地時：足先の引っ掛かりが消失 左遊脚期：足部の内反は減少し，引きずり消失．分回しも減少 速歩時 claw toe 減少し疼痛（－）．肩関節痛軽減
20)応用歩行	直線歩行	左立脚時左に倒れる	10 m 可
	つま先歩き	不可（左に倒れる）	claw toe が出現し，疼痛のため不可
	踵歩き	不可（左に倒れる）	10 m 可
	つぎ足歩行	不可（左に倒れる）	5 m 可
	片足飛び	右のみ可	左 1 回可

21) 階段	手すり使用，2足1段で昇降可能．昇段は杖でも可能であるが，降段は麻痺足膝折れ（＋）のため手すりが必要	手すりなし，1足1段で可能であるが，降段は重心が後方に偏移し，速度低下．杖・手すり使用で降段速度上昇
22) 段差昇降（40 cm）	手すり使用で昇段可能．降段不可	手すり使用で昇降段とも可能
23) 屋外歩行	実施せず	オルトップ AFO 使用．不整地・坂ともに杖なしで歩行可能であるが，慎重になるため速度が低下する．杖使用で速度維持可．急斜面の下りは麻痺側の膝折れが時折（＋），上りは麻痺側足関節の背屈が不十分で下肢の外旋（＋）

24) 歩行スピードと歩行効率

① 裸足10 m歩行

	初回評価：X＋8週4日〜9週3日	最終評価：X＋13週4日〜14週
裸足10 m歩行（自由歩行）	時間 9.87 秒　歩数 18 歩 速度 60.8 m/分　歩行率 109.4 歩／分	時間 9.67 秒　歩数 18 歩 速度 62.0 m/分　歩行率 111.7 歩／分
裸足10 m歩行（最速歩行）	時間 7.84 秒　歩数 16 歩 速度 76.5 m/分　歩行率 122.4 歩／分	時間 5.43 秒　歩数 15 歩 速度 110.5 m/分　歩行率 165.7 歩／分
連続歩行距離	150 m（最大歩行速度 76 m/分）	300 m（最大歩行速度 86 m/分） 快適歩行であれば800 m可

② 杖なし，左オルトップ AFO

初回	距離（m）	時間（秒）	歩数（歩）	速度（m/分）	脈拍数（拍／分）		PCI（拍/m）
					歩行前	歩行後	
自由歩行	50	49.13	91	61.1	97	107	0.16
	100	46.01	91	65.2			
	150	48.13	91	62.3			
	合計	143.27	273	62.8			
最速歩行	50	39.49	84	76.0	98	110	0.16
	100	40.28	86	74.5			
	150	39.38	85	76.2			
	合計	119.15	255	75.5			

PCI：Physical Cost Index ＝（歩行後心拍数－安静時心拍数）［拍/分］÷歩行速度［m/分］

最終	距離（m）	時間（秒）	歩数（歩）	速度（m/分）	脈拍数（拍／分）		PCI（拍/m）
					歩行前	歩行後	
自由歩行	50	43.70	85	68.6	90	96	0.09
	100	44.65	87	67.2			
	150	42.55	84	70.5			
	200	44.70	87	67.1			
	250	44.05	86	68.1			
	300	47.75	90	62.8			
	合計	267.40	519	67.3			
最速歩行	50	34.08	77	88.0	93	117	0.28
	100	34.00	75	88.2			
	150	35.29	78	85.0			
	200	35.43	78	84.7			
	250	35.44	78	84.7			
	300	33.52	75	89.5			
	合計	207.76	461	86.6			

25) 機能的自立度評価表（FIM）

		初回（入院時）	最終
セルフケア	食事	7	7
	整容	7	7
	入浴・清拭	3（右上肢，殿部，両下腿要介助）	5（右上肢，殿部の一部要介助）
	更衣上	5	7
	更衣下	3（靴下，装具不可）	6（自立だが時間がかかる）
	トイレ動作	6（手すり使用）	7
排泄	排尿コントロール	5（夜間尿器）	7
	排便コントロール	7	7
移乗	ベッド	5	7
	トイレ	5	7
	風呂・シャワー	5	5
移動	歩行	4	6（装具）
	車椅子	6	—
	階段	1	1（病棟では実施せず）
コミュニケーション	理解　聴覚	7	7
	視覚	—	—
	表出　音声	7	7
	非音声	—	—
社会的認知	社会的交流	7	7
	問題解決	5（内服管理看護師）	7
	記憶	7	7
合計		97（車椅子の評価を採用）	114

別表11）ROM（単位：度）

右			左	
最終	初回		初回	最終
		肩関節		
170	170	屈曲	130 (P2)	140 (P2)
50	50	伸展	30	40
170	170	外転	85 (P2)	95 (P2)
90	90	外旋	0 (P2)	5 (P2)
60	60	内旋	80 (P2)	80 (P2)
35	35	水平伸展	0 (P2)	−20 (P2)
		足関節		
25	20	背屈	10	25

P2：痛みにより動かせなくなった限界
上記以外の関節に制限・疼痛なし
左肩ト制，左肩甲骨下制・外転，肩甲上腕リズム不良

別表12）MMT

右			左	
最終	初回		初回	最終
5	5	肩甲骨外転	3	4
5	5	挙上	3+	4
5	5	肩関節屈曲	2	2
5	5	伸展	2	2
5	5	外転	2	2
5	5	水平外転	2	3
5	5	水平内転	2	3
5	5	外旋	2	2
5	5	内旋	2	2
5	5	肘関節屈曲	3+	4
5	5	伸展	3+	4
5	5	前腕回外	2	3
5	5	回内	2	3
5	5	手関節屈曲	1	3
5	5	伸展	1	3
5	5	頸部屈曲	5	5
5	5	伸展	4	5
5	5	体幹屈曲	5	5
4（改善）	4	回旋	4	4（改善）
5	5	伸展	4	5
5	5	骨盤挙上	3	4
5	5	股関節屈曲	4	5
5	5	伸展	4	4（改善）
5	5	外転	4	4（改善）
5	5	内転	3	3
5	5	外旋	3	3
5	5	内旋	3	3
5	5	縫工筋	4	4（改善）
5	5	大腿筋膜張筋	4	4
5	5	膝関節屈曲	3+	3+
5	5	伸展	3+	4
5	5	足関節背屈	4	4（改善）
5	5	底屈	1	1

【生活機能】

	初回	最終
心身・身体	左片麻痺 左肩有痛性可動域制限 左足関節背屈制限 左 claw toe（母趾の疼痛）	左片麻痺 左肩有痛性可動域制限
活動	屋外杖歩行非自立（歩行耐久性低下，歩容低下） 公共交通機関利用不可 家庭内 ADL 非自立	屋外杖なし歩行非自立
参加	復帰困難 復職困難	復職困難
個人	会社員　40 歳台	
環境	社宅住まい	

【目標】

	初回	最終
短期目標	屋外杖歩行自立	屋外杖なし歩行獲得
長期目標	復職	復職

【治療プログラム】

	初回	最終
#1	斜面台立位 20 分	継続
#2	左肩ホットパック 20 分	継続
#3	自転車エルゴメーター 15 分　20 W	自転車エルゴメーター　インターバルトレーニング 15 分：40 W の全力駆動 /15 秒，後ろこぎ（からこぎ）15 秒を交互に実施（負荷量は 15 秒の全力駆動がボルグスケールで 15 の「きつい」相当になるように調整）
#4	トレッドミル歩行 10％　2.6 km/時　5 分	トレッドミル歩行 10％　3.5 km/時　5 分
#5	プラットホーム上自主トレーニング　各 20 回 ①背臥位で膝，股関節を屈曲し，立て膝をして，そのまま左右に体幹を回旋し膝を床面につける． ② Bridging ③自己自動介助肩関節屈曲（両手を組みながらの屈曲） ④両下肢挙上（SLR）	プラットホーム上自主トレーニング　各 20 回 ①背臥位で膝，股関節を屈曲し，立て膝をして，そのまま左右に体幹を回旋し膝を床面につける ②片足 Bridging ③ボール使用 Bridging で左右に自動運動でボールを転がす ④自己自動介助肩関節屈曲（両手を組みながらの屈曲） ⑤両下肢挙上（SLR）
#6	低周波　左腓骨筋（足部背屈と外反）400 mV　15 分	継続 左肩関節　10 分追加
#7	訓練室内連続歩行練習	訓練室内応用歩行練習（ハンドリングしながら） ①早歩き 50 m　3 周 ② 4 歩前進 3 歩後退 50 m　1 周 ③横歩き（サイドステップ）10 m　5 往復
#8	段差昇降練習	屋外歩行練習（段差，階段，横断歩道含む）
		＊退院後も自宅で継続：#3，7，8

【経過】

X＋9週2日　PAFOの修正：足先をMP関節部でカットし，踵部をくりぬいた歩行時母趾屈曲防止用フェルトパットをMP関節の上に挿入し靴を履くこととした．

X＋10週3日　エルゴメーターの負荷量を60Wに変更．

X＋10週5日　ハンドリングによる応用歩行訓練追加．①早歩き　②4歩前進3歩後退　③横歩き（サイドステップ）．

X＋11週4日　左肩の疼痛に対して低周波療法を施行．

X＋12週3日　屋外スロープ歩行練習追加．

X＋13週3日　Bridgingを片足に変更，ボール使用Bridging追加．

X＋13週4日　歩行時の母趾屈曲が減少してきたのでフェルトパッド使用を中止．

X＋14週4日　退院．外来で理学療法を継続予定．（実習終了）

【考察】

右延髄の脳梗塞のために左片麻痺を発症し急性期の治療を受けていたが，復職に向けたリハを実施するためにリハ専門病院に転院してきた40歳台の男性会社員の症例である．何年か前から高血圧を指摘されていたが特に治療は受けていなかった．年齢が若く子どもも小さいため，経済的にも復職がニーズとなることは自然である．高次脳機能障害，記憶障害などの復職を阻害する精神機能面の問題や言語障害はないので，主として身体機能が復職に影響すると考えられた．

初回評価は発症後約2カ月時であったが，麻痺は上肢・末梢に強く，分離運動はBrunnstrom StageでⅢ-Ⅲ-Ⅳ（上肢-手指-下肢）であった．左肩関節の亜脱臼はなかったが，上肢の筋緊張が亢進していたために有痛性の可動域制限があった．起居動作，基本的ADLは自立していたが，床からの立ち上がりなど，負荷の大きい動作時には左上下肢の筋緊張の亢進が見られた．歩行は筋力低下，内反尖足の出現，体力の低下などにより耐久性，スピードともに不十分であった．PAFOを使用した屋内杖なしの歩行は自立していたが，屋外は杖を要し監視レベルであった．

復職に対する身体機能面の阻害因子として，歩行，立位姿勢保持，通勤があげられる[1]．一般的な通勤手段はバス，電車などの公共交通機関，自家用車，徒歩あるいは自転車であるが，本症例は自家用車を有しておらず，主に公共交通機関を利用していた．公共交通機関の利用が可能かどうかの評価は，福祉的就労あるいは雇用就労である場合，①歩行の速度・時間・耐久性が十分か，②規定時間の仕事を遂行していく体力・耐久性が十分残っているか，③雨天時の利用が可能か，の3点を重視して行うことが勧められている[2]．その他，屋外の道路は歩道が斜面（車道側への傾斜）であること，表面の舗装がさまざまであることなどスピードや安全性に影響を及ぼすような形状をしているため[3]，種々の路面に対応できる歩行能力も求められると考えた．さらに，乗り物に乗車中の揺れにも耐えられる立位バランス能力も必要である．そこで，本症例において長期の治療目標を復職とし，それに向けた短期の目標を屋外歩行の自立とした．ここでの屋外歩行は復職のための歩行能力の獲得を指し，単に屋外を1人で歩行できることでは不十分で，具体的には①路面・天候に左右されず安全に歩行できる，②歩行スピード・耐久性が十分である，③通勤の疲労が仕事の遂行に影響しないことだけの体力に余力がある，を目標とした．

屋外歩行が自立し，職業復帰した人が易疲労性，体力低下を訴えることがしばしばある[4]．体力低下は易疲労性による活動性の低下を招き，それが一層体力低下を招くという悪循環を生み出し，患者の社会的不利を一層増大させる[5]．また，廃用症候群は麻痺側だけでなく非麻痺側にも生じ，歩行可能になった患者でも麻痺側，非麻痺側ともに筋萎縮が認められる[6]．

40歳台および50歳台の下肢グレード7～8（Brunnstrom stageでⅣに相当）で実用的な歩行

能力を有した脳卒中片麻痺患者の体力でも，同年代の健常人と比べて著明に低下していることが報告されている．したがって片麻痺患者は，体力不足から健常人と比べ作業能力や耐久性において劣り，復職に困難をきたすことは容易に想像できる．前述の体力低下→易疲労→活動性低下→廃用性体力低下→易疲労…という悪循環を断つためには，体力を向上させ易疲労を改善し，活動性を向上させることが重要である．

脳卒中の廃用性症候群の回復を目的とした場合の運動強度は，ATレベルで15分以上，週3回以上で効果があるという報告が多い[7]．しかし，ATの計測には特定の機器を要するため，実習施設での計測は不可能であった．そこで，臨床的に簡便化された指標を用いることを考えた．ATレベルに相当する運動強度は，訓練を受けていない健康な成人では最大酸素摂取量（VO_2max）の50～55％に相当するといわれている[8]．健常成人の基準を片麻痺患者に用いてよいかどうかは悩んだが他に基準となる値を見つけることができなかったため，今回はこの基準を用いることにした．

運動強度の決定には，主観的（自覚的）運動強度（RPE）を用いた．RPEは15点尺度で評価するが，運動強度と高い相関をもち，その点数の10倍が運動時の心拍数の概算値に一致するとされている．50～60％ VO_2max は9～11点，「かなり楽である」から「楽である」までの範囲である．本症例ではトレッドミル歩行，自転車エルゴメーター，長距離歩行訓練を行ったが，その際にRPEが9～11点になるように負荷量を随時設定した．

歩行能力は，速度と耐久性で評価される．歩行速度に関しては，日常的に外出している脳卒中患者では大半が連続1000m以上歩行可能で，さらに100mを2分以内で歩行可能であったという報告がある[9]．また1000m以上歩行可能な脳卒中患者群と不可能な群では2分間の歩行距離に有意差があり，可能群の平均±標準偏差は120m±28m，不可能群の平均は84m±26mであっ

たという報告もある[10]．これらのことから，歩行速度が50～60m/分を超えていれば日常的に外出可能であると考えられた．

耐久性の指標として生理的コスト指数（PCI）がある．これは歩行時の心拍数から安静時心拍数を引いたものを歩行速度で割ったもので，単位は拍/mである．PCIは特別な器具を使用せず，簡便であることから臨床評価として用いられることが多い．歩行効率が上昇すればPCIは低下し，他者と比較するには適さないが，同一人物内では歩行効率の指標となるとされている[11]．本症例は初回評価時から歩行スピードは60m/分を超えていたが，連続歩行距離は150mにとどまっていた．しかし，最終評価時には連続300m以上歩行が可能となり，また，自由歩行のPCIは低下したことから歩行効率が改善したと考えられた．

本症例では，実用的な屋外歩行能力を獲得することを目的に，体力回復を中心とした治療を行ってきた．その結果，麻痺の回復，筋力増強，体力回復，歩容の改善によって歩行のスピード，効率，耐久性が向上し，屋外杖なし歩行が可能となった．しかし，歩容や荷物をもつ能力など体力以外の要因の改善に結びつかなかったので，復職が可能となる実用的な屋外歩行の獲得にはいたらなかった．さらに，上肢の筋緊張の亢進と肩関節痛も残存し，これらが最終的な問題点となった．

退院時は，発症後4カ月を経過し，亜急性期から慢性期へと移行している時期であった．一般に機能回復は6カ月までといわれている．しかし，実用歩行能力の改善には，実践的な訓練が慢性期（発症6カ月以降）においても有効であるとの報告があり[12]，退院後も自宅で積極的な生活を送ることで歩行能力のさらなる改善が期待できると考えられている．そのために，ホームプログラムを設定し，活動量を低下させないように注意することが必要になる．その際，中等度以上の強度では運動の継続率が低いため[13]，継続可能な運動強度を設定することが重要である．本症例のように歩行可能であれば歩行量を上げることによって，日

常生活での運動量を確保できるが，歩行耐久性が不十分な場合には，エルゴメーターや正常歩行と同じ程度のエネルギー消費を要するといわれる車椅子駆動[14]などを利用して確保するとよいと考えた．

脳卒中に対する運動療法の主な目的は，①全身機能の改善，②関節可動域の維持・増大，③非麻痺側上下肢の強化，④麻痺肢の機能回復である[15]．脳卒中の理学療法は1970年代から1980年代半ばにかけてはファシリテーションテクニックが主流であった．しかし，1980年ごろから，1950～1960年代に提唱された非麻痺側や体力への早期からのアプローチの重要性が改めて注目されるようになり，その後体力や廃用症候群を意識した理学療法が積極的に行われるようになってきた[16,17]．一方，Bobath法は批判の対象ともなったが，初期の概念はかなり修正されてきており，無効と言い切れないという報告もある[18]．本実習を通して，急性期を過ぎた脳卒中片麻痺の理学療法において，体力回復と有酸素運動能の向上を目的とした運動負荷訓練が有効であることを実感できた．

【参考文献】

1) 山崎裕功, 藤田早苗：復職のための能力評価. 総合リハ **25**：1213-1219, 1997.
2) 佐々木葉子, 熊澤辰義, 青木昌子：公共交通機関を利用するための社会生活技術訓練. 総合リハ **22**：563-569, 1994.
3) 高橋精一郎, 後藤武重：移動能力と生活関連動作. 理学療法ジャーナル **28**：595-600, 1994.
4) 大川弥生, 上田 敏：脳卒中の運動療法. 理学療法ジャーナル **29**：220-228, 1995.
5) 間嶋 満, 上田 敏：脳卒中片麻痺患者の体力. 総合リハ **12**：693-698, 1984.
6) 佐渡島省三：脳血管障害者の健康管理. 総合リハ **25**：1327-1332, 1997.
7) 秋山純和, 江口勝彦：脳血管障害患者の全身持久力訓練の効果判定. 理学療法 **15**：542-547, 1998.
8) 中村隆一, 斉藤 宏：基礎運動学 第4版. 医歯薬出版, 1996, 392-409.
9) 鳥羽寿範, 桂 律也：外出のための医学的リハビリテーション. 総合リハ **22**：557-562, 1994.
10) 山本 摂, 宮崎貴明, 近野一浩, ほか：脳卒中片麻痺者の実用歩行耐久性の評価. 理学療法科学 **10**：7-10, 1995.
11) 今田 元, 岩谷 力：脳卒中片麻痺患者の歩行機能治療の効果判定―運動力学的・運動生理学的・生体力学的解析の観点より―. 理学療法 **15**：511-515, 1998.
12) 宮崎貴朗, 龍口順子, 秋田 裕, ほか：実践的歩行訓練による慢性期片麻痺者の訓練効果. 理学療法ジャーナル **30**：279-284, 1996.
13) 大西祥平：体力の概念と評価. 総合リハ **26**：409-412, 1998.
14) 鈴木堅二, 中村隆一：脳卒中片麻痺患者の歩行能力評価. 総合リハ **17**：507-513, 1989.
15) 大井淑雄, 博田節夫（編）：リハビリテーション医学全書7 運動療法 第2版. 医歯薬出版, 1987, 218-224.
16) 吉尾雅春：脳卒中片麻痺の理学療法評価の変遷. 理学療法ジャーナル **29**：229-236, 1995.
17) 三好正堂：片麻痺に対する"いわゆるファシリテーションテクニック"批判. 総合リハ **14**：185-192, 1986.
18) 冨田昌夫：脳卒中片麻痺に対する理学療法. 理学療法ジャーナル **29**：31-34, 1995.

解　　説

■ここがポイント■

復職を目指したリハビリテーションの経過を確認しよう．社会生活に復帰できるように，発病前の状況を幅広く調べて環境を整備するなどの検討が必要となる点や，退院後には，生活場面での練習や，訪問リハビリテーションを行う外部機関との連携なども考える必要がある点についても注意しよう．

【はじめに】

本症例の概要について簡潔にまとめられている．同時に筆者が復職に向けて歩行能力の向上が最重要課題であると考えたことが示されている．

【症例紹介】【現病歴】【既往症】

出張先で起こった発作のために初回の入院が出張先であったことがわかる．高血圧に注意が必要．主訴が，左肩の痛みであり，症例にとって，上記の歩行能力改善と並んでこれが重要なポイントである．

【医学的情報】

転院当初より，2カ月で退院の予定であることが確認できる．知的には健常域であり高次脳機能障害は認められないことからも，本症例は運動機能の回復が重要であることがわかる．また，OTからの情報でも，左肩関節痛が問題となっていることがわかる．OTとの役割分担が重要となるため，十分な連携が必要である．バイタルの状態は安定しているようだが延髄正中部の梗塞と診断されているので注意が必要である．中枢性疾患の場合にはCTやMRIの画像があれば参考になる．

【家族歴・社会的背景】

まだ子どもが小さく，社会復帰が望まれる．職業はデスクワークであるものの通勤に時間を要することから，歩行能力改善が復職への鍵であることを示している．復職後には，残業の軽減や生活スケジュールの改善も必要であろう．退院後の生活を考えると，自動車の購入，運転免許の更新なども必要と考えられる．また，訪問リハとの連携も役立つかもしれない．

【機能診断評価】

学生が最初に担当した時点（初回）と，担当が終了した時点（最終）の2回の評価を対比させて示している．

- 意識レベル，知的レベル，コミュニケーション：良好であり，理学療法実施や復職への妨げとはならないと予想される．
- バイタルサイン：血圧は安定しているが，発症前の状況，投薬からも変動に注意が必要である．長距離歩行の後や起床時，夜間などの血圧も確認しておく必要があり，看護記録の確認を怠ってはいけない．
- 疼痛：運動痛は症例の主訴であるので，今少し詳細な評価が必要である．その結果にもとづいてOTと連携し，除痛のためのアプローチを検討するべきである．
- 神経学的所見：右側には特に症状が認められない．左上肢に強い麻痺が認められ，肩関節痛との関連がうかがえる．
- ROM：初回から，左上肢に疼痛をともなう可動域制限が認められ，疼痛除去が課題となる．また，左足関節背屈制限が認められ，歩行能力の改善のためのポイントであることがわかる．最終評価時においてもこれらの問題は残存しており，その間のアプローチが適当であったかの精査が必要である．また，作成した装具の効果を上げるためにも，可動域低下の予防，改善が重要である．
- 筋力・握力・分離運動・協調性：健側である右側には問題となる筋力低下は認められない．左上肢の機能低下は，実用的な左上肢使用の困難さを表しており，OTと連携して補助手としての使用を検討する必要がある．
- 姿勢・動作分析：初回時より端坐位までは安定

して行えることが確認できる．また，左下肢の支持性低下が立位，歩行などの動作を不安定にしている様子から，左下肢支持性向上が歩行能力改善の鍵となることがわかる．初回に比べ最終では，順調に歩行能力が改善してきていることから，目標設定，プログラムの立案などが適切であったことがわかる．

- FIM：初回時に移乗，移動動作に認められた問題が，最終で改善されている．しかし，最終評価時にも一部残った問題については，退院後の生活指導が必要である．

【生活機能】

ICFモデルにもとづいて枠組みを作り，退院後の生活と関連させながら考察できるように整理してある．この枠組みの中の各要因と治療目標達成のための手順を考察の中で文献を引用しながら論じている．最終評価後の長期目標を復職としているが，この目標を達成するためには，促進因子の把握も必須である．これらを踏まえた上で会社の協力，引越し，自動車の購入，運転免許の更新なども検討が必要であろう．

【治療プログラム】

初期評価時は，肩関節疼痛に対するアプローチが不十分．OTのほうで実施されるようであれば，そのことについて記載しておくとよい．また，退院前の最終評価では，退院後の自宅での運動指導，家族指導について記載しておくとよい．

【考察】

冒頭で本症例の概要と復職に向けての身体機能回復の重要性が述べられており，その後の考察を読み進めるにあたってのポイントが明確になっている．その後，改めて初回評価結果を簡潔にわかりやすくまとめてある．

復職を第一の目標としている症例の阻害因子として生活環境を広く取り上げ，生活環境の問題，復職に向けた歩行能力の重要性，行われた理学療法の意義などを論じている．関連する文献を引用しながら自覚的運動強度（RPE）を指標とした運動練習とその効果にも触れている．一方で，症例の勤務実態，復職に向けた会社側の取組み，生活環境の工夫など促進因子についての検討がなされていないことは，復職を目標とした本症例の報告において大きな欠陥である．家族や会社関係者からの情報を広く収集し，患者のもつ促進因子を最大限に活かしたアプローチが必要である．また退院前には訪問リハビリテーションを行う外部機関との連携なども考える必要がある．

社会復帰という大きな目的に比べると副次的な問題になってしまったために，本症例の主訴である左肩の痛みは，ホットパック治療によってもほとんど改善が見られず，それについての考察もなされていない．復職に向けてポイントを絞って対処した結果であろうが，症例の訴えに耳を傾けバランスのよいアプローチを進めることも大切である．

最後に，脳卒中に対する運動療法，特に急性期を過ぎた患者に対する治療についてBobath法の活用などにも触れている．実習全体を通して何とか患者の症状の改善につながる方法はないのだろうかという模索の一環であろうが，そうであれば「終わりに」という項を立てて記述してもよかった．

VIII

第8胸椎圧迫骨折後，自宅退院を目指してリハ中の症例

【症例】 70歳台，女性，身長140 cm，体重42.5 kg
【基本的医療情報】
診断名：第8胸椎圧迫骨折，合併症：脊髄症
既往歴：7,8年前から腰痛症，白内障，高血圧，2年前から両側変形性膝関節症
現病歴：自宅玄関先で転倒し，受傷．A病院受診．上記診断で，2週間後に入院．入院中は骨折に対する保存的治療とリハビリを実施．受傷5カ月後にA病院退院．自宅介護困難のため当実習施設に入所．服薬：カルデナリン（降圧剤），ミカルディス（降圧剤）
主訴：右下肢のしびれ．ホープ：自宅に戻って散歩がしたい．家族のホープ：自宅に戻る日まで元気に過ごしてほしい．ニーズ：立位時，歩行時のバランス機能向上

【他部門からの情報】
介護福祉士：性格は明るく，活発．療養棟内はシルバーカー歩行．更衣，トイレ，整容も自立．
介護支援専門員：主介護者は次男の配偶者であり，外泊の際に介護の練習を行い，介護に対する自信もついてきている．自宅にはシルバーカーで入所3カ月後に帰宅予定．

【社会的情報】
キーパーソン：次男の配偶者　介護度：要介護1
家族構成：一人暮らし　　　　職業：無職
家屋状況：一軒家で，自宅内に手すりはなく，玄関に上り框がある．寝室は1階でベッドを使用．ベッド柵はない．トイレは洋式で手すりあり．風呂は深い．玄関前は砂利道でその先にはコンクリートの坂道がある．

【理学療法評価】
1. 全体像：リハ室へはシルバーカーにて来室，体格は小柄．難聴があるが，コミュニケーション能力，理解力ともに良好．リハにも協力的．
2. バイタルサイン：血圧　評価前 160/72　評価後 162/76，心拍数　評価前 78　評価後 76．
3. 視診・触診：他動的に下肢を外転させた際に内転筋群の抵抗感が強くなった．
4. 関節可動域測定　　単位：°

		Rt.	Lt.
肩関節	屈曲	130	130
	伸展	45	45
	外転	150	155
	内転	0	0
肘関節	屈曲	145	145
	伸展	0	−5
股関節	屈曲	105	110
	外転	25*	20*
	内転	20	20
膝関節	屈曲	130	140
	伸展	0	0
足関節	底屈	40	45
	背屈（膝屈曲）	10	10
	背屈（膝伸展）	−5	−5

＊　大腿内側につっぱり感と疼痛出現

5. 徒手筋力測定（MMT）

		Rt.	Lt.
肩関節	屈曲	4	5
	外転	5	5
肘関節	屈曲	5	5
股関節	屈曲	4+	4
	外転	3	3
	内転	3+	3
膝関節	伸展	5	5
足関節	背屈	5	5
	底屈	2+	2+

6. 深部腱反射：両側膝蓋腱反射＋＋，両側アキレス腱反射＋＋，他は＋
7. 病的反射：バビンスキー反射左右ともに陽性
8. 知覚検査：痛覚：上下肢とも正常．運動覚：手指左右とも 5/5，足指右 4/5 左 5/5
9. 運動失調検査：ロンベルグ試験陽性
10. バランス機能検査：片脚立位：左右とも片脚保持不可．TUG：24.75秒（独歩）．FR：8.5 cm

11. 改訂長谷川式簡易知能評価スケール：26/30点
    減点項目（計算 0/2，数字の逆唱 1/2，語想起 4/5）
12. ADL評価（FIM）112/126点
    減点項目（排尿 3/7；夜間おむつ着用，排便 3/7；夜間おむつ着用，風呂・シャワー移乗 4/7；浴槽に入る際最少介護，歩行・車椅子移動 6/7；安全性の考慮，階段 5/7；要監視のため）
13. 動作分析（シルバーカー歩行）

【開始肢位】　開始肢位は肩関節屈曲・外転，肘関節屈曲位でシルバーカーを把持し，骨盤正中位，上部体幹は軽度前屈位である．下肢は左右股関節軽度屈曲位，膝関節軽度屈曲位，足関節は軽度背屈位で足部は前方を向いている．

【右下肢遊脚相】　右下肢は，股関節軽度屈曲，軽度内転，膝関節は屈曲し，足関節底屈，内反位で足尖離地する．このとき，骨盤の回旋をともなって振り出されていく．遊脚相中の膝関節角度変化はほとんど見られず，股関節を屈曲し，足関節底屈，内反位にて踵接地となる．このとき，股関節軽度内転で接地となるため歩隔が狭くなる．左下肢は立脚相であり，股関節屈曲が減少していくものの伸展は見られず，膝関節は軽度屈曲のままである．体幹は軽度前屈位のまま，シルバーカーを前方へ押していく．

【右下肢立脚相：両脚支持】　右踵接地後の荷重応答期は短く，ただちに足底全面接地が起こり，重心が前方へ移行していく．左下肢は，股関節，膝関節とも軽度屈曲位，足関節軽度背屈位にて踵離地となる．その後，股関節は屈曲，膝関節屈曲し，足関節底屈内反位で足尖離地が起こる．体幹上部の肢位は変わらず，シルバーカーを押している．

【右下肢立脚相：単脚支持】　右下肢は股関節屈曲位で伸展が認められず，膝関節軽度屈曲のまま，足関節背屈位となり，足部は前方を向いている．左下肢では股関節，膝関節は屈曲し，足関節底背屈中間位となり足部は前方を向き，骨盤の回旋をともなって振り出されていく．このとき，骨盤帯の右への側方動揺が大きくなり，骨盤が遊脚側に傾斜している．体幹上部の肢位は変わらず，シルバーカーを押し続けている．

【考察】
　本症例では下肢の筋緊張亢進や下腿三頭筋の短縮が見られた．これらは脊髄症による錐体路障害によって生じた筋緊張異常によるものだと考えられる．また，バランス能力も低下しており，歩行では，踵離地時の足関節の内がえし，骨盤帯の側方動揺，骨盤の遊脚側への傾斜，骨盤の回旋による振り出しの補助，歩幅・歩隔の減少が見られた．これらのことから，つまずきや歩行時のバランス能力低下，歩行速度の低下が問題であると考えられた．そこで，短期ゴールはシルバーカー歩行自立とし，応用動作を含めた起立，歩行練習を積極的に行っていく必要があると考えられる．さらに生活機能評価をみると，起居動作やその他のADL動作はほぼ自立しており，認知機能も良好であることから，歩行能力が回復すれば，積極的な社会参加が可能となると考えられる．

【生活機能】

Positive	Negative
健康状態	
	・第10胸椎圧迫骨折
	・脊髄症
心身・身体	
・意識清明	・筋力低下
・認知機能良好	・下肢腱反射亢進
	・関節可動域制限
	・聴力低下
	・軽度知覚障害
活動・参加	
・ADLほぼ自立	・立位不安定性
・リハビリ積極的	・階段，入浴監視レベル
	・外出困難（坂道歩行，階段昇降での転倒の危険）
環境・個人	
・居室は1階	・玄関上がり框33 cm
・ベッド使用	・自宅内手すりなし
・トイレ洋式	・家の前は坂道
・次男の妻が応援	・70歳台，女性

【治療目標】
短期目標：療養棟内シルバーカー自立
長期目標：屋外シルバーカー自立

【治療プログラム】
・チューブをつけての平行棒横歩き×2往復
・平行棒内片脚立位股関節外転運動×左右各20
・棒またぎ×左右各20回
・ボールを用いたリーチ動作
・壁伝い歩き×2往復，坂道歩行，不整地歩行・訓練室内独歩1周・階段昇降訓練×2往復
・足関節のROMエクササイズ

解　　説

■ここがポイント■

指導者や他職種の症例に関する考え方や方針をただちに収集できることが，クリニカルクラークシップの利点の1つであることを確認しよう．これによって自分の方針を修正したら，その記録をデイリーノートに残すとよい点や，自宅退院を想定した場合，この中で不足している評価についても注意しよう．

これまでの7編の症例レポートでは，1実習あたり1症例を担当した場合のレポート形式について考えてきたが，ここでは，最近行われるようになってきたクリニカルクラークシップ形式の実習で作成された症例レポートについて検討してみたい．

クリニカルクラークシップでは，1人の患者の治療を中心に実習を組み立てるのではなく，実習施設でスタッフが治療している複数の患者に目を向け，スタッフと一緒に行動しながら実習を行う．したがって，実際には目標設定や治療プログラムも実習施設で実際に使われているものをそのまま踏襲することになるが，

1. 学生だけでは実施が難しい評価の体験を含めて，指導者の症例に関する考え方に常に触れることができる．
2. 他職種との症例検討会などに出席する機会も多くなるので，自分では収集しきれなかった症例に関する情報を，他職種というチャンネルを通して得ることもできる．

といった，この実習形式の利点を活かして，自分が立てた方針と指導者の方針を比較したり，他職種からの情報を最大限に活用してレポートをまとめることができる．

ここで取り上げられている椎骨圧迫骨折の症例レポートも，治療プログラムの立案を実習目標にして，スタッフと一緒に行った患者の動作分析を中心にまとめたものである．学生は自分が行った症例の評価にもとづいて，症例が抱える問題点を抽出・整理し，治療目標を立て，それに到達するための治療プログラムを立案することになるが，このレポートは，初期評価をもとに最初の治療プログラムを立案した際の作品である．

クリニカルクラークシップ形式の臨床実習では，原則として各実習施設の治療形態や職種の役割分担に従って実習が進められる．

【症例】【基本的医療情報】【社会的情報】

患者情報は直接問診から得る情報と，診療録にある他部門の情報や他施設からの情報提供書などから得る情報がある．患者に接する前に必要な情報を十分に把握しておくことが重要である．患者の自宅での生活状況や家屋環境などは実際に現地に行って情報を取ることが望ましいが，それができない場合はケースワーカー（介護相談員）やソーシャルワーカー，ケアマネージャー（介護支援専門員）などから入手した情報を利用することになる．

特に大きな理由がない限り，患者を受傷前の生活に戻すこと，そして，再び受傷しないような状態を患者に維持させることが専門職の務めであるので，受傷前の情報を得ることはきわめて重要である．このレポートの内容（本人の希望や住宅環境）から推察すると，転倒して骨折する前は，シルバーカーを使うなどして，散歩も1人で行っていたものと考えられるが，確認していないことが残念である．どのような状況で，どの方向に転んだのかといった情報を聴取しておくことも必要である．

維持期の施設や老人保健施設における実習では，受け持つ症例が発症直後に治療を受けた施設から転院している場合が多く，発症時に撮られた画像所見や血液検査データなどの医学的情報が十分にそろわないことがある．このような状況下で理学療法を進めるためには，理学療法評価の中で

治療に必要な情報を補う必要が生じてくる．たとえば，本症例のように受傷時のX線写真が入手できないような状況では，筋力検査や反射，感覚検査の所見を使って，骨折による神経損傷の部位や程度を推測することが必要になってくる．

現病歴や既往歴では，出来事それぞれの年月日を把握しておくことが臨床で求められるが，このレポートでは，入所日を起点とした時間経過でこれを示している．このように，学生が報告する際には，個人情報の取り扱いには十分注意し，個人が特定できるような情報は削除する．

【他部門からの情報】

特定の実習指導者から指導を受ける実習と異なりクリニカルクラークシップでは，複数の指導者について実習を進めることもできるので，この場合，学生はより多彩な視点に触れることができる．さらに，これらの指導者に付いて歩くことで，カンファレンスは勿論のこと，他職種とのちょっとした情報交換の場にも居合わすことができるので，職場のさまざまな医療関係者から，患者に関する情報を直接得ることができる．前項でその把握の重要性について解説をした，入所までの生活についても，介護関係者からの情報，たとえば転倒歴や受傷前の移動手段・外出状況などが重要であり役に立つ．

【理学療法評価】

前述のように，クリニカルクラークシップの実習では，学生にとって難度が高い検査測定の手技，もしくはリスクが高いと判断された手技は，指導者自身が中心となって実施し，学生にはそれを補助する形で参加させ，得られたデータは学生が利用し，解析するという形式がとられることがある．このレポートの平衡機能の評価がこれにあたる．

転倒リスクのある本症例のような患者の運動失調や平衡機能の検査（ロンベルグ試験，片脚立位，FR，TUG）は指導者の行う検査を学生が補助する形式が安全である．このように指導者が手技を主導することによって，学生単独では実施することができないような多くの手技を体験できる．指導者とともに外乱刺激を加えた反応を評価することで，立ち上がりや歩行による体重移動能力や姿勢制御能力を含めてより詳しく転倒リスクを評価することができる．また，目の前で手技の詳細を見学することができるので，手技にともなう症例の反応も十分に観察することが可能となる．

症例の全体像を把握する上で視診や触診は重要である．レポートの症例のように骨折がある場合は必ず患部の状況を学生自身の眼で確認する必要がある．変形や腫脹，熱感などの有無を実際に皮膚を触って確認することも必要である．既往歴に記載されていない手術痕や外傷などが見つかることがあるので，局部だけでなく全身をチェックすることを忘れてはならない．

MMTでは股関節が4～3レベルであるのに対し，膝関節では5レベルである．このレポートでは示されていないが，障害部位を特定するためには，感覚検査や反射のデータを調べる必要がある．その際，髄節レベルに合わせた身体図を用いて障害部位を視覚的にとらえる方法が役立つであろう．

今回は主要な注目点としなかったHDS-RとADL（FIM）の点数については，減点項目だけを示している．このように，読み手にわかりやすくレポートを作成する工夫は，チームアプローチにおける情報交換・共有の際にも活きるだろう．

動作分析はできるだけビデオを利用し，繰り返し長時間同じ動作をさせて患者に負担を強いることを避ける必要があることは，従来の実習形式と同様であるが，指導者の日常業務の流れに乗って展開されるクリニカルクラークシップでこれが顕著となる．

ところで，ここではシルバーカー歩行の歩行動作分析に注目しているが，動作の問題点を把握し，結果を解釈したり，治療プログラムの立案に結びつけるためには，シルバーカーを使用しない歩行や，立ち上がり，方向転換などの動作もチェ

ックする必要がある．紙幅が許せば，記載も文章だけでなく，イラストを使用するなどして，動作の問題点をわかりやすく報告するとよいだろう．

【考察】

観察された事柄を要約し，それをもとに何を目標とし，どのような治療プログラムを立てたかを記している．この症例の場合，歩行機能の低下などの能力低下は，主に廃用が原因で生じているのか，あるいは，胸髄症の影響が大きいのかをここで判断することになる．しかしながら，高齢者を対象としたリハ施設では，低下した動作レベルの原因を特定できない症例が少なくない．急性期を過ぎた圧迫骨折を取り上げたこのレポートでも，動作レベルを低下させるマイナス要因の同定に苦労している．こうした場合には，仮に原因を特定し，これに対する治療の成果を見ることで最終的な判断をすることになるが，専門職として経験を重ねると，このトライアンドエラーの過程が少なくて済むようになる．この形式の実習の利点を活かして，指導者がどのような基準で判断を下しているかを意識して学ぶことを心がけるとよいだろう．

廃用による機能低下が主な原因の場合，その他に大きな問題点がない場合には，積極的に活動性を向上させ受傷以前の状態に戻すことが可能である．評価時に入手した受傷前の動作レベルや生活様式を基準において，現在の障害像と比較し，ネガティブ要因が存在する中で，ポジティブ要因を活かしながら目標設定を導く手順を探る場としても"考察"は活用できる．

【生活機能】

このレポートでは，国際生活機能分類（ICF）の考え方に準拠したモデルにもとづいて評価をしている．生活機能のレベルを，心身・身体，活動，参加に分け，さらに環境因子と個人因子の観点を加えて，リハビリテーションに対してプラスに働く要因とマイナスに働く要因とを列挙している．このような分類法は，介護予防から自立支援までを視野に入れてリハビリテーションを考えているという長所の他に，現行の医療保険，介護保険の実務にも則しているので，今後ますます普及してくると予想される．

対象によっては従来からの国際障害分類（ICIDH）を使って障害像がわかりやすく示される場合もある．しかし，今回の症例のように自宅退院や社会復帰が間近なケースでは，ICF的に生活機能を整理することによって，個人レベルや社会レベルでのプラス要因に目を向けやすくなり，患者の立場に立った目標設定がしやすくなると考えられる．

それでは，この症例における最大のプラス要因（強み）は何であろうか．これは何といっても，本人に改善の意欲があり，自分で取組みができそうだという点にある．自宅へ戻った後でも，本人に転ばない生活を続けてもらう必要があることを考えると，これを治療に活かさない手はない．また，この症例の場合，次男の配偶者という人的資源もある．この人にも参加してもらって，本人の問題解決能力を一段と高めることこそが，ICFの理念に準拠したアプローチといえるだろう．

【治療目標】

短期目標として「療養棟内シルバーカー自立」，長期目標として「屋外シルバーカー自立」が掲げられている．クリニカルクラークシップ形式の実習であるので，この目標は指導者の立てたものを最終的に踏襲したものであるかもしれないが，症例本人が「自宅に戻って散歩がしたい」と希望しリハに積極的であるという生活機能評価で把握された促進因子を，歩行機能低下といった阻害因子に優先させて，症例の希望に沿った目標が設定されている．

さて，生活機能評価の中で検討された本人のプラス要因（強み）を活かして，本人にも治療に積極的に参加してもらうためには，治療目標を立てる際に，本人と専門職の間で治療目標を確認し合うことが大切であることについてもここであらためて触れておきたい．

"理学療法評価"の項目でも述べたが，この症

例の場合，すでに病棟内ではある程度，シルバーカーでの生活ができているようだが，シルバーカーなしでは，どの程度の能力があるのかが不明である．TUG がシルバーカーなしで測定できていることを考えると，シルバーカーなしで，どこまで生活の範囲を広げられるか，介護福祉士などの病棟スタッフと連携して，本人とともにもう少し具体的な目標を設定してもよかったかもしれない．

あるいは，転ばない身体づくりという点では，TUG や FR といった測定値を，転ばない者のレベルまで上げることを，本人に具体的な数値を示して確認させるのも一法であろう．本人にとっても納得のいく適切な目標が設定され，その目標を達成するための方法を本人が身につければ，退所後も自分で転ばない身体づくりを続けることにつながる．

【治療プログラム】

治療プログラムは，学生向けに特別なプログラムを組むよりも，実習施設が日常の臨床で行っている検査や治療に組み入れる形が望ましい．この症例では，評価の結果を参考にして歩行安定性を向上させる項目を中心に構成されている．退院後の自宅の状況に合わせた坂道歩行や不整地歩行もプログラムに加えられており，長期目標として立てられた「屋外シルバーカー自立」のレベルよりも高い，「シルバーカーを使用しない屋外歩行」レベルを実質上の目標にすることで，患者のホープである"自宅に戻り散歩をしたい"の達成を目指している．入所中に退所後の目標より1段階上の機能を獲得することで，退所後の生活をより確実なものにできるのである．

一方，今回記載された治療プログラムには患者指導や介助者に対する指導，環境整備を行う項目が含まれていないが，自宅退院を目指す患者にはプログラムに患者指導の項目を加えておく必要がある．

3カ月で退所が予定されているにもかかわらず，自宅への試しの外出や外泊が計画に含まれておらず，また，退所後に本人に続けてもらう取組みが考慮されていないことも問題である．

退所後の生活について，どのような地域の資源（次男の配偶者を含む）を活用していくのが，本人の「自分でできる」という強みを活かせるのか，このような環境整備を考えることも重要である．クリニカルクラークシップの利点を活かして，他職種とのカンファレンスなどから，患者の退所後のイメージを積極的に付けていくように心がけるとよい．

ところでこのレポートでもそうだが，クリニカルクラークシップ形式の実習では，自分が立てた方針と指導者が立てた方針との差異が不明確になりがちである．しかしながら，この差異を意識し整理することが，卒業後の臨床において大いに役立つ．どのような差異があり，その理由は何であったかについて，デイリーノートに記録しておくとよい．あるいは紙幅が許すのであればレポートの考察の欄で触れてもよいかもしれない．こうすることで，指導者の考え方に直に触れることができるクラークシップの利点を一段と活かすことができるだろう．

和文用語集・索引

本文に記載されている用語には主なページ数を示した．ただし，本書全体に多数登場する用語や参考として記載している用語については，ページ数を示していない．

ア 行

アイシング icing 76
氷や水などを用いて身体の一部を冷却すること．怪我の応急処置の他，理学療法の一種として治療に利用される．

アイソキネティック isokinetic 34
機械などにより，関節運動速度を一定にした運動

IVIG 注射療法 intravenous immunoglobulin (IVIg) injection 32, 37
献血など多くのヒトの血液（血漿）から精製した免疫グロブリンには種々の抗体が含まれることから，その低下時の補充の目的に，あるいは炎症反応，自己免疫反応を抑える目的に使用される．

アクトネル Actonel 52
骨密度低下抑制薬

足クローヌス，足間代 ankle clonus 82, 86
足関節を急に背屈させると起こる底屈，背屈の繰り返し．錐体路症状の1つ

足踏み反応 stepping reaction 83, 87
→ステッピング反応

アプレーの圧迫テスト Apley's compression test 62
半月板損傷の誘発テストの1つ

アプローチ approach 46, 47
対象に接近すること，またはその方法

アライメント alignment 61, 65
身体各部の配列．体軸，四肢軸との関係で表現する．

アルテプラーゼ Alteplase 84
血栓溶解剤．t-PA（tissue plasminogen activator；組織プラスミノーゲン活性化因子）の1つ

易感染（性）宿主 compromised host 19
免疫力の低下により，通常では感染することがなく症状を起こさない微生物によっても容易に感染を起こし，臓器障害をきたした状態にある人．院内感染の被害者になりやすい．

移乗 transfer
→トランスファー

椅子坐位 chair sitting (position), dangling, short sitting 83
→端坐位

イソジン Isodine 19
消毒剤

イニシャル initial 11, 47
姓名の頭文字．例：森花子→HM

医療ソーシャルワーカー medical social worker (MSW) 12, 56, 84
社会福祉の立場から患者の医療上の相談にのる専門家

インプラント implant 54
体内に埋め込まれる器具の総称

ウェルパス Welpas 19
消毒剤

内がえし inversion 97
距腿関節と中足関節の双方で行われる足部の複合運動．回外，内転，底屈が組み合わさって，下腿軸に対し足底面を内方へ向ける．

エイズウイルス human immunodeficiency virus (HIV) 19
→ヒト免疫不全ウイルス

X 線写真 X-ray film (X-p)

N テスト N-test 62
前方引き出し現象のテスト．N はテストの考案者である中島寛之のイニシャル．

エバンス分類 Evans classification 52
大腿骨転子部（頸部外側）骨折の分類．骨折線の方向と転位の状態によって Type I と Type II に分類される．

エルゴメーター ergometer 93
仕事量を測定する装置
→自転車エルゴメーター

押す人症候群，プッシャー症候群 pusher syndrome 44, 46
プッシャー現象ともいう．あらゆる姿勢で麻痺側へ傾斜し，自らの非麻痺側上下肢を使用して床や座面を押して，正中にしようとする他者の介助に抵抗する症状

オルトップ®AFO ORTOP®AFO 87
川村義肢製の短下肢装具（AFO）

カ 行

開脚歩行 wide based gait 97
歩隔を広くとった歩行．小脳障害などで見られる．

介護支援専門員 care manager 96
→ケアマネージャー

介護相談員 case worker 98
→ケースワーカー

介護福祉士 care worker 96, 101
介護の専門家として 1987 年に社会福祉士および介護福祉士法にもとづいて制定された国家資格．高齢者や障害者などの生活全体を支え，自立に向けた介護を利用者や家族とともに実践する

開始肢位，出発肢位 starting position, initial position 97
動作を開始するときの姿勢

外旋 external rotation (ext. rot.) 24
四肢の長軸を中心として回旋する運動のうち体幹から遠ざかる運動

改訂長谷川式簡易知能評価スケール Hasegawa dementia rating scale revised (HDS-R) 24, 50, 97
質問式知的機能検査の一種．得点は，30 点満点で，20 点以下を認知機能障害あり，21 点以上を認知機能障害なし，とした場合に最も高い弁別性を示す．

外転 abduction (abd.) 24

四肢の運動のうち前額面上の運動で体幹長軸から遠ざかる運動

開頭血腫除去術 craniotomy for removal of hematoma **40**
手術により脳内の血腫を取り除こうとする方法の1つ

かぎ爪様趾，鉤爪趾 claw toe **87**
ハイヒールの使用や筋の短縮により，足趾MP関節過伸展にともないPIP関節，DIP関節が屈曲した状態

覚醒レベル awakening level **43**
目ざめていて周囲に注意をくばり，見当識が保たれ物事を正しく認識しうる状態の程度．Japan Coma Scale（JCS），Glasgow Coma Scale（GCS）などにより評価される．

ガーグリング gargling **22, 24**
うがい

下肢 lower extremity（L/E）
人の足

下肢グレード lower extremity grade **91**
→片麻痺機能テスト

下肢深部静脈血栓エコー検査 ultrasound diagnosis of deep vein thrombosis of lower extremities **52**
下肢の深部静脈血栓症の超音波（エコー）検査

下肢遠位テスト foot-pat test **83**
→フットパットテスト

片膝立ち（位） half kneeling **86**
膝立ち（位）と立位の中間の肢位で，膝立ちから片方の足を前に出し，立位に移る前の肢位

片肘支持 on elbow **44, 86**
床面に片肘をつき，支持している状態

片ロフストランド杖 one Lofstrand crutch, single Lofstrand crutch **35**
ロフストランド杖を片側だけに使用した状態

カットアウト cut-out **54, 55**
大腿骨頸部外側骨折に対する骨接合術術後に，骨接合システムのスクリューが，骨頭から突き出してしまうこと

合併症 complication
1つの病気にかかっているとき，それと関連して起こる別の病気

（関節）可動域テスト，可動域測定 range of motion test（ROMT, ROM-T）**96**
可動域テストは各種提示されているが，ここでいうテストは日本整形外科学会と日本リハビリテーション医学会で規定した方法にしたがって計測される方法をいう．

カーフレイズ calf raise **64**
下腿後面筋のトレーニングとして，立位で両側踵の上げ下げ（つま先立ち）を繰り返す運動

カルデナリン Cardenalin **96**
降圧剤（交感神経α1受容体遮断薬）

冠疾患集中治療室 coronary care unit（CCU）**16**
急性心筋梗塞など重症の急性期冠疾患患者を治療する病棟ユニット

関節 joint（jt.）
2個あるいはそれ以上の骨が接合する部分

関節可動域 range of motion（ROM）**33, 89**
関節ごとに動かせる方向と範囲がほぼ決まっており，その関節の動かせる範囲．自動と他動の2つがある．これ以上動きの範囲を広げると痛みが始まる範囲をP1（ROM）で，痛みのためにそれ以上動かせなくなる限界をP2（ROM）で表す．

関節可動域エクササイズ ROM exercise（ROM ex.）**97**
可動域内で関節を自分あるいは他者によって動かす運動の総称

機能障害レベル impairment level **13, 25**
筋力や関節可動域などの生物レベルでの障害
→国際障害分類

機能的自立度評価表 Functional Independence Measure（FIM）**89**
ADLの評価法であり，13の運動項目，5の認知項目からなり，介助の程度から1点から7点で評価する．満点であれば126点となる．

キーパーソン key person **11**
主介護者．患者の介護の中心となる人物

客観性（評価の） objectivity **12**
誰がやっても同じ結果が出ること

客観的臨床能力試験 Objective Structured Clinical Examination（OSCE）**2**
臨床技能を客観的に評価するために工夫され構造化された試験．はじめ医学部，歯学部で導入されたが，現在ではコメディカルの教育でも活用されている．

ギャッチアップ Gatch-up **46**
ベッドに付加した部分的上下機能を利用して，頭側を上昇させること．ベッドを考案したW.Gatch博士に因む和製英語

仰臥位 supine（position）**54, 59**
→背臥位

胸椎圧迫骨折 compression fructure of cervical spine **96**
脊椎のうち，胸椎で椎体が圧迫力（押しつぶされる）により骨折したもので，第11，12胸椎で多い．

筋萎縮 muscle atrophy **57, 77**
筋を構成する各筋線維が細くなり筋のボリュームが減ること

筋固定位訓練，筋セッティング muscle setting exercise **64**
関節の動きをともなわない筋収縮（等尺性収縮）を利用した運動．大腿四頭筋セッティングなどがある

クオリティオブライフ，生活の質 quality of life（QOL）**77**
日常生活面や障害面だけでなく，社会的文化的な面を含めて考えた生活の質で，その向上がリハビリテーションの目標になる．

屈曲 flexion（flex.）
関節の運動のうち，基本肢位で矢状面上の運動

グラスゴー・コーマ・スケール Glasgow Coma Scale（GCS）**43**
1974年に英国のグラスゴー大学によって発表された意識障害の評価分類スケール．現在世界的に広く使用されている．開眼（eye opening；E）・言語（verbal response；V）・運動（motor response；M）の3機能に分けて評価し記録する．

クリティカルパス critical path
→クリニカルパス

クリニカルクラークシップ clinical clerkship **2, 3, 98**
従来の見学型臨床実習とは異なり，学生が医療チームの一員として実際の診療に参加し，より実践的な臨床能力を身に付ける臨床参加型実習のこと

クリニカルパス clinical path **6**

clinical pathway ともいう．患者に対する治療，処置，検査，ケアなどの内容および患者の状態を時間経過にしたがってまとめたスケジュール表．疾患，手術，検査別に医療者用と患者用とが用意されていることが多い．医療スタッフと患者が情報を共有でき，医療の効率化と質の向上に役立つ．クリティカルパスと呼ばれることもある．

車椅子 wheelchair（W/C） **17, 64**
車輪とブレーキを備えた移動用の椅子．いろいろなタイプがある．歩行障害や安静を必要とする患者が坐位のまま利用できる．

クレキサン Clexane **72**
血液凝固阻止剤．低分子ヘパリン製剤

クローヌス clonus **82, 86**
筋を受動的に急激に伸張したときに見られる周期的な筋収縮
→足クローヌス

ケアマネージャー care manager **98**
介護支援専門員とも呼ぶ．介護保険法において要支援・要介護認定を受けた人からの相談を受け，居宅サービス計画（ケアプラン）を作成し，他の介護サービス事業者との連絡，調整などを取りまとめる者

ケースレポート case report **2**
症例レポート

ケースワーカー（介護相談員） case worker（CW） **12, 98**
福祉を中心に生活の相談にのる人の総称．ソーシャルワーカーと同じ職種．福祉事務所の相談員または現業員に対して使われることも多い．

血圧 blood pressure（BP）
動脈内の血液が示す圧力．左室の収縮力，小動脈の抵抗，壁の弾性，血液量，血液の粘度，薬剤の影響を受けて変化する．

血漿交換 plasma exchange（PE） **37**
血液から病因関連物質を含む血漿を取り除くと同時に，同量の血漿やアルブミン液を投与する治療法

血栓溶解療法 thrombolytic therapy, t-PA treatment **84**
t-PAを利用してフィブリンを溶解させる血栓性疾患の治療法

KT-1000 KT-1000（knee ligament arthrometer） **62**
前十字靭帯損傷の程度を評価するため，脛骨前方移動量を計測する装置．

ケルグレン・ローレンスの分類 Kellgren-Lawrence grading scale（K/L分類） **52, 72**
変形性膝関節症の重症度のX線像による重症度分類．正常0と1度〜4度で分類される．

嫌気性代謝閾値 anaerobic threshold（AT） **92**
無酸素性代謝閾値ともいう．運動の強さを増加させていくときに筋のエネルギー消費に必要な酸素供給が不足し，血中の乳酸値上昇の勾配が急に増加し始める運動強度．近年では，乳酸性作業閾値（Lactate Threshold：LT），換気性作業閾値（Ventilation Threshold：VT），血中乳酸蓄積開始点（Onset of Blood Lactate Accumulation：OBLA）などを用いることが多いが，これらを総称してATと呼ぶこともある．

健康関連QOL health related quality of life（HRQOL） **71, 75, 81**
医療評価のために個人の健康に関連した事項だけに限定したQOL．測定のための尺度としてSF-36，JKOMなどがある．

言語聴覚士 speech therapist（ST） **43**
言葉を話せない，音が聞こえない，あるいは言葉が理解できないことを主症状とする障害の診断・治療をする専門家．口腔機能の改善と摂食指導も行う．わが国では国家資格が与えられている．

高血圧 hypertension（HT）
第6次米国合同委員会（1997）では収縮期血圧140mmHg以上，拡張期血圧90mmHg以上の人を高血圧と定義している．血圧が高いほど心臓病や脳卒中のリスクが高くなる．

後方引き出し現象 posterior drawer phenomenon
脛骨が大腿骨に対し後方に移動すること．後十字靭帯損傷でこの現象が著明になる．

後方引き出しテスト posterior drawer test
後十字靭帯損傷を評価するテスト．被検者は背臥位，膝屈曲90度となり，検者は脛骨を後方へ押し込む．

脛骨の後方への過剰な動きがあれば陽性．

誤嚥性肺炎 aspiration pneumonia **22**
細菌が唾液や胃液と共に肺に流れ込んで生じる肺炎で，高齢者に多く発症し，再発を繰り返す特徴がある．

股関節全置換術 total hip arthroplasty（THA），total hip replacement（THR） **11**
寛骨臼蓋，大腿骨骨頭を同時に人工物に置換する手術

小刻み歩行 brachybasia, ting step gait **45**
小さな歩幅で不安定に歩く状態をいい，高齢によるものもあるが，多発性脳梗塞やパーキンソン病などの症状として見られることもある．

国際障害分類 International Classification of Impairments, Disabilities and Handicaps（ICIDH, IDH） **13, 100**
1980年にWHOによって行われた国際的な障害の分類方法．障害を「生物学的技能レベルの障害（機能障害；impairment）」「個人の生活レベルでの障害（能力障害；disability）」「社会生活レベルでの活動制限（社会的不利；handicap）」の3層で記述する．

国際生活機能分類 International Classification of Functioning, Disabilities and Health（ICF） **13, 59, 100**
1980年の国際障害分類（ICIDH）の改定版．2001年にWHO総会で採択．これまでの3領域だけからでなく，環境と個人のパーソナリティーも加味するなど分類の領域を拡大するとともに，マイナスの面だけでなくプラスの面の記述もできるようになった．ICFの概念枠組みの中の生活機能は「生物レベル；body function and structure」「個人（生活）レベル；activity」「社会・人生レベル；participation」の3つで構成される

腰野分類 Koshino's OA grade **72**
変形性膝関節症を片脚立位X線から関節裂隙の狭小化や骨硬化像，骨棘形成を進行の程度により6段階に評価する方法

骨接合術 osteosynthesis **52**
大腿骨頸部骨折などの骨折の治療法

の1つ．骨折部位をプレートやスクリューを使って固定する．

コミュニケーション communication 50
意思疎通．言葉あるいは言葉以外の方法で意思を伝達すること

コンピュータ断層撮影 computed tomography（CT）
ある面上でいろいろな方向からX線撮影を行い，得られたデータをコンピュータで処理して，その面上の構造の解剖学的位置関係を画像化する診断法

コンプレッションヒップスクリュー法 compression hip screw（CHS）method
大腿骨頸部骨折に使用されるネイルプレート（髄内に挿入する釘と骨皮質に固定するプレートとが一体となったもの）の一種．CHSを使用した手術法

サ 行

サイドステップ side step 91
→横歩き

作業療法 occupational therapy（OT）
作業（手作業だけでなくスポーツなどの身体活動，ゲームなどの精神活動を含む）を行わせることによって，いろいろな原因で身体的・精神的に障害を負った人々に対して，自主性を高めたり，障害を防いだり，健康を増進したりする治療

作業療法士 occupational therapist（OT）12, 42, 84
作業療法を実践する専門家．わが国では国家資格が与えられている．

酸素飽和度（動脈血酸素飽和度） oxygen saturation measured by pulse oximeter（SpO$_2$）24, 43, 73
SはSaturation，PはPulse，O$_2$は酸素の頭文字で，パルスオキシメーターを使って測定した動脈血の酸素飽和度を示す．赤血球中のヘモグロビンのうち，酸素と結合しているヘモグロビンの割合のこと．動脈血の中にどの程度の酸素が含まれているかを示す指標となる．正常な動脈血の酸素飽和度は97％以上であり，酸素飽和度が90％以下の場合は肺機能の低下が疑われる．

C型肝炎ウイルス hepatitis C virus（HCV）19
血液を介して感染することから，院内感染で重視されるウイルス

磁気共鳴画像法 magnetic resonance imaging（MRI）62
強い磁場の中に患者を置き，身体内の異常を三次元的に画像化する診断法．X-p（X線撮影）やCTと異なり，イオン化放射線を使用しない．

磁気共鳴血管画像，MRアンギオグラフィー Magnetic Resonance Angiography（MRA）42
MRIを利用して血管像を描出する方法

自己効力感 self-efficacy 39
人が何らかの課題に直面した際，うまくいくはずだという期待（結果期待）に対して，自分ならばそれを実現できるという期待や自信のこと．心理学者のBanduraが唱えた概念

膝蓋腱反射 patellar tendon reflex（PTR）
大腿と直角に下腿をぶらぶらさせておいて膝蓋腱をぽんと叩くと起こる大腿前部筋の収縮．深部腱反射の一種

膝蓋骨 patella
膝関節を構成する骨の1つで，大腿四頭筋の収縮を下腿に効率よく伝達する．

膝関節温存手術 knee joint preserving surgery 72
人工関節を使わずに，自分の膝を温存する手術．関節鏡手術，膝関節骨切り術（高位脛骨骨切り術；high tibial osteotomy：HTO）がある．膝関節の一部を人工関節で置換する人工膝関節単顆置換術（unicompartmental knee arthroplasty：UKA）もある．

疾患レベル disease level
障害のIDH国際分類で，片麻痺や失語などの原疾患レベルでの障害をimpairment levelの前に設けることがある．

自転車エルゴメーター cycle ergometer 64, 90
自転車のように車輪を回転させ，それを運動負荷として仕事量を測定する装置

自動介助運動 active-assistive exercise 31, 73, 90
自動運動を介助しながら行うこと．筋力が弱い場合の筋力強化や痛みをともなう場合の関節可動域訓練に用いる．

C反応性蛋白 C-reactive protein（CRP）25
炎症反応の指標として利用される急性期蛋白の代表．肺炎球菌のC多糖体と結合することが由来．基準値は0.3 mg/dL以下．

社会的不利レベル handicap level 13, 25
職業，能力など社会的役割を果たす上での障害．ICFでは参加状態を示す．
→国際障害分類

シャトルラン shuttle run 64
往復持久走ともいい，体力測定やトレーニングに用いられる．

主観的（自覚的）運動強度 rating of perceived exertion（RPE）92
運動強度の主観的な感覚による尺度．ボルグスケール，ボルグ指数と同じ．1926年Borgによって考案されたもので，生体にかかる運動負荷を運動者がどの程度の「きつさ」として感じているかを測るもの．簡略化したCR-10スケールもある．

手掌支持，片手支持 on hand 44
床面に手掌をつき，支持している状態

主訴 chief complaint 11
患者が医師に申し立てる症状の中で主要なもの

手段的日常生活動作 instrumental activities of daily living（IADL）75
ADLを基本にした日常生活上の複雑な動作．買い物や洗濯，家事，電話，薬の管理，金銭管理，乗り物，食事の8項目を使った8点満点の尺度がある．

術後 post-operative（P.O.）
手術後．手術からの経過日数を示すためにも利用される．

出発肢位 starting position 97
→開始肢位

障害高齢者の日常生活自立度（寝たきり度） 24
障害を有する高齢者の日常生活自立度を現場で客観的かつ短時間に判定する基準．自立，準寝たきり，寝たきりを4段階で評価する．

掌屈 palmer flexion（p-f）
→底屈

上肢　upper extremity（U/E）
　上腕・前腕・手を含めた人間の腕

シルバーカー　silver car　96
　日本で足腰の衰えた高齢者が買い物などに使う手押し車のこと．歩行車，老人車とも呼ぶ．和製英語

伸脚挙上テスト　straight-leg raising（SLR）（test）　64
　背臥位で膝を伸ばしたまま下肢を挙上する運動．仙腸関節や坐骨神経に問題のあるとき，ハムストリングの短縮のあるとき，十分に挙上できない．

神経伝導速度　nerve conduction velocity　32
　末梢神経を電気刺激して誘発される筋反応（M波；muscle action potential：MAP）あるいは神経活動電位（nerve action potential：NAP）から末梢神経の機能を調べる検査

人工膝関節全置換術　total knee arthroplasty（TKA）　72
　変形性膝関節症や関節リウマチなどにより変形した膝関節を，金属やセラミック，ポリエチレンなどでできた人工膝関節に置き換える手術．靭帯を残し，靭帯の機能で膝の安定性を得るタイプ（cruciate retaining：CR）と靭帯を切除して部品自体で膝の安定性を得るタイプ（posterior stabilized：PS）がある．

伸展　extension（ext.）
　関節運動の一種で，基本肢位で矢状面上の運動．屈曲と反対方向の運動

心電図　electrocardiogram（ECG）
　心筋の電気活動を増幅し，時間的経過として記録したもの．心電計で手軽に記録できるが，心臓疾患，とくに不整脈の診断に有用．

心拍数　heart rate（HR）
　脈拍数．1分間の心臓の収縮回数

深部静脈血栓　deep vein thrombosis　52，72
　深部静脈（大腿静脈・膝窩静脈など，体の深部にある静脈）に血栓ができる病気

深部（腱）反射　deep tendon reflex（DTR）　43，96
　腱や骨を叩くことによって，筋の伸展受容器を刺激し誘発する筋の不随意収縮

信頼性（評価の）　reliability　12
　測定結果の安定の程度

髄液細胞数　cerebrospinal fluid（CSF）cell count　32
　髄膜炎や脳炎など，中枢神経系の炎症性疾患の診断・鑑別を行う検査

髄液蛋白　cerebrospinal fluid（CSF）protein　32
　髄液中に含まれる蛋白成分のほとんどすべては血漿に由来するが，血液髄液関門の存在により髄液総蛋白量は血液のわずか1/200以下の微量であり，主成分はアルブミンである．総蛋白量の病的増加は，中枢神経系や髄膜の病変の存在を示す所見．

髄内釘　intramedullary nail　52
　大腿骨や脛骨など太い骨の骨折時に，骨内に入れて固定するためにインプラントとして用いられる．

すくみ足　freezing of gait　45
　パーキンソン病に見られる床上で，あたかも足が地面に貼り付いたようになって足が出ない状態．そのために転んだりすることがある．

スクワット　squat　54，64
　立位での深屈膝運動．膝の屈伸動作

ステッピング反応，足踏み反応　stepping reaction　83，87
　平衡反応の1つ．体幹の移動が水平面で起こったとき，反射的に足を踏み変えてバランスをとる運動

ステロイドパルス療法　steroid pulse therapy　32
　短期間（通常3日），通常量の10倍以上のステロイド薬を点滴する治療法

ストレッチング　stretching　25
　軟部組織（主に筋）の短縮の改善または予防のために行う伸張訓練

ストレングスエルゴ240®　Strength-Ergo240®　31，34
　三菱電機製の運動療法システム．筋力測定も可能でかつ練習時の筋力値などが表示される背もたれ付きの自転車エルゴメーター

スライディングボード　sliding board　54，76
　移乗動作などに使われるが，この場合はベッド上におき，その上に足などを載せすべらせる運動に用いられる．抵抗が少なく，筋力の弱い症例に適応となる．

生活の質　quality of life（QOL）　77
→クオリティオブライフ

生理的コスト指数　physiological cost index（PCI）　88，92
　心拍数を利用した歩行時のエネルギー消費の簡易指標．PCI＝（歩行終了時心拍数－安静時心拍数）/歩行速度（拍/m）

セクハラ　sexual harassment　16
　セクシャルハラスメントの略．性に関連した嫌がらせの言動

赤血球数，赤血球　red blood（cell）count, red blood cell（RBC）
　貧血の指標．基準値（男450〜650，女380〜580×10^4/μL）

背もたれ坐位　backrest sitting（position）　83，86
　背もたれ機能がついた椅子やベッドで背中をよりかけて坐っている状態

セラピスト　therapist
　患者に治療を行う人の総称

全荷重　full weight bearing（FWB）　51
　体重すべてを荷重すること

前十字靭帯再建術　anterior curciate ligament reconstruction　62
　膝屈筋腱の一部や膝蓋腱を用いて，断裂した前十字靭帯を再建する手術．多くの場合，関節鏡による手術が行われる．

前方引き出し現象　anterior drawer phenomenon
　脛骨が大腿骨に対し前方に移動すること．前十字靭帯損傷でこの現象が著明になる．

前方引き出しテスト　anterior drawer test　62
　仰臥位で膝関節90°屈曲位にて脛骨上端を前方に引き出すテスト

足関節，足首　ankle

足間代　ankle clonus　82，86
→足クローヌス

促通　facilitation
　望ましい生体の活動性を活発化すること，あるいはそのための手技．反対に好ましくない活動性を減ずる方法を「抑制」という．

ソーシャルワーカー　social worker（SW）　98
　福祉を中心に生活のさまざまな相談にのる人．ケースワーカーよりも広い概念であるが，同義に使われることも多い．特に保健医療分野におけ

るソーシャルワーカーを医療ソーシャルワーカーと呼ぶ．

外がえし eversion
第1中足骨の骨頭部を下げ，第5中足骨骨頭を上げて足底を外に向ける運動．回内，外転，背屈が組み合わさって，下腿軸に対して足底面を外方へ向ける．

タ 行

体幹 trunk
体型指数 body mass index
→体容量指数
体軸傾斜症候群 pusher syndrome 44, 46
→押す人症候群
代謝当量 metabolic equivalent(s) (MET)
→メッツ
大腿脛骨角 femorotibial angle (FTA) 72
大腿骨と脛骨のなす角であり，通常軽度外反（176°）位である．
大腿骨近位髄内釘 short femoral nail (SFN) 52
大腿骨近位部骨折に対する内固定法治療に使用される．
大腿骨転子部骨折 intertrochanteric fracture 52
関節包外骨折（extracapsular fracture）であり，主として高齢者の転倒による低エネルギー損傷の結果として生じる．
タイムアップアンドゴーテスト timed up and go (TUG) 75
椅子から立ち上がり，歩行して3 m先の目標物を回って再び椅子に座るまでの所要時間を測定する．歩行能力，動的バランス，敏捷性を総合して評価する．
体容量指数, 体型指数 body mass index (BMI)
（体重 kg）/（身長 m)^2 で表される肥満度の指標．肥満 I（25〜29.9），II（30〜34.9），III（35〜39），IV（40〜）．標準体重=（身長 m)^2×22
妥当性（評価の） validity 12
測りたい属性を適切に表していること
他動歩行 passive walking 45
自発的な運動が難しい場合に他動的に歩行動作を行うこと

短下肢装具 ankle foot orthosis (AFO) 31
足関節，足をコントロールする装具．short leg brace (SLB) と同じ
短期目標 short term goal (STG) 13
数週〜1カ月程度の短期間の目標
端坐位, 椅（子）坐位 chair sitting (position), dangling, short sitting 83
下肢を垂らして坐る．sit は腰掛けを意味する．
弾性ストッキング elastic stocking 46
圧迫力を備えた医療用ストッキング．装着により，足全体が圧迫され続けるため，下肢の静脈のよどみが少なくなり，下肢静脈の血流がよくなる．このため，手術の際に血栓（深部静脈血栓；血液の中にできる血のかたまり）ができるのを防ぐ目的で使用される．

チェックリスト checklist 13, 17
一定の作業で必要とされる行動や確認事項を作業の順序に並べて点検していくリスト
チャドック徴候 Chadock sign 86
病的反射の一種．錐体路障害で出現
注意障害 disturbance of attention 42
日常生活に支障をきたすほど，注意が散漫になったり落ち着いて物事に取り組むことが困難になる．
チューブエクササイズ tube exercise 54, 76, 97
異なる強さの張力を発生するゴム製のチューブを用いて行う筋力強化法
長下肢装具 long leg brace (LLB) knee-ankle-foot orthosis (KAFO) と同じ．大腿骨から足底に及ぶ下肢装具．主として膝関節と足関節との動きを制限する．
長期目標 long term goal (LTG) 13
数カ月〜の長期的な目標
長坐位 long sitting
足をまっすぐに投げだし，床に坐った体位
跳躍反射 hopping reaction 83, 87
→ホッピング反応
椎骨動脈解離 vertebral artery dissection 84
椎骨の動脈壁が解離し，引き裂かれ

る．初期症状は頭痛．放置すると，血管内壁に血流が入り，圧迫によって血流が止まり，脳梗塞を起こすことがある．

底屈, 掌屈 plantar (palmar) flexion (p-f)
足関節で下方へ足部を動かすこと．また手関節で手の平側に曲げること．
T字杖 T cane 35
歩行を安定させたり，足にかかる荷重量を調節するために用いられる杖で，持ち手がT字形のもの
D-ダイマー D-dimer 73
フィブリンがプラスミンによって分解される際の生成物．血栓症の判定に利用される．
t-PA療法 t-PA treatment 84
→血栓溶解療法
デイリーノート daily note 2
実習の経過を記録しまとめたもの
テグナー活動性尺度 Tegner activity scale 62
靱帯損傷の患者のスポーツなどの活動レベルを評価する尺度．病的状態のレベル0から，サッカーなどの競技スポーツ参加のレベル10までの11段階で評価する．
テグレトール Tegretol 32
向精神作用性てんかん治療剤，躁状態治療剤
糖尿病 diabetes mellitus (DM) 11
糖代謝の異常で起こる代謝性疾患
動脈血酸素分圧 arterial partial pressure of oxygen (PaO_2) 22
動脈血中に溶けている酸素量を分圧（Torr）で表したもの．基準値は90〜100 Torr（mmHg）
動脈血二酸化炭素分圧 arterial partial pressure of carbon dioxide ($PaCO_2$) 22
動脈血中に溶けている二酸化炭素量を分圧（Torr）で表したもの．基準値は35〜45 Torr（mmHg）
トーオフ toe off 78
歩行周期において立脚期から遊脚期への移行時につま先が床から離れること
徒手筋力計 hand-held dynamometer (HHD) 27
→ハンドヘルドダイナモメーター

徒手筋力テスト manual muscle test (MMT) 26, 99
　徒手抵抗による筋力測定方法
トランスファー，移乗 transfer
　車椅子とベッド，椅子などの間の乗り移り
トレッドミル treadmill 90
　歩行ベルトの上を被検者が歩行する運動負荷装置の一種．ベルトの速度と傾斜を自由に設定できる．これを使って歩行訓練を行う
トレムナー徴候 Trömner sign 86
　病的反射の一種．錐体路障害で出現
トレンデレンブルグ徴候 Trendelenburg sign 83
　股関節外転筋の筋力低下時に見られる．片脚起立時，遊脚側骨盤が沈下し，体幹を立脚側へ傾けてバランスを保つ．
ドロキシドパ Droxidopa 42
　パーキンソン病におけるすくみ足，たちくらみの改善に使用される薬剤
とろみ食 thickened meal 27
　誤嚥を防ぐために片栗粉や造粘剤などを加えて，とろみを付け，飲み込みやすくした食物．介護食の一種

ナ 行

内旋 internal rotation (int. rot.)
　四肢の長軸を中心として回旋する運動の一種で，体幹に近づく運動
内転 adduction (add.)
　前額面上の四肢運動の一種で，体幹長軸へ近づく運動
ニーアウトトーイン knee out toe in 63
　膝を曲げていくときに膝が外側を向き，つま先が内側を向く現象
ニーイントーアウト knee in toe out 63
　膝を曲げて行くときに膝が内側に入り，つま先が外側を向く現象
ニーズ needs 11
　患者が日常生活を送るにあたって必要としていると専門職が判断したもの
日常生活関連動作 activities parallel to daily living (APDL) 54, 56
　APDLは，調理，掃除，洗濯などの家事動作や買い物，交通機関の利用などADLよりも広い生活圏での活動を指す．
日常生活動作 activities of daily living (ADL) 54, 75
　人が日常繰り返し行う一連の身体的動作群
ニフェジピン nifedipine 42
　カルシウムチャンネル拮抗薬，狭心症，高血圧に使用
日本版変形性膝関節尺度 Japanese Knee Osteoarthritis Measure (JKOM) 71, 75
　変形性膝関節症を対象として，日本人の生活様式に適応したQOL評価尺度
寝たきり度 24
　障害高齢者の日常生活自立度
脳出血 cerebral bleeding
　頭蓋内の出血病態の総称．脳出血は脳内への出血と脳周囲への出血に分類される．
脳卒中機能評価表 Stroke Impairment Assessment Set (SIAS)
　千野ら(1994)が考案した脳卒中の機能レベルを簡便に測定するために用いられている評価表．9種の機能障害に分類される22項目からなり，項目別に評価される．
脳動静脈奇形 arteriovenous malformation (AVM) 42
　脳の血管が動脈と静脈の異常吻合を生じている先天性疾患
能力障害レベル disability level 13, 25
　ICIDHでは個人の日常生活動作，行動など個体レベルでの障害を指す．一方，ICFでは活動レベルをいう．
　→国際障害分類
ノルバスク Norvasc 52
　降圧剤(カルシウムチャンネル拮抗薬)．一般名アムロジピン

ハ 行

背臥位，仰臥位 supine (position) 54, 90
　顔を上に向け背中全体を床に接する体位．あおむけ
背屈 dorsal flexion (d-f)
　足関節，手関節で手・足の甲の方向へ運動すること
バイタル(サイン) vital (signs) 17
　生きている証拠を示す脈拍数，血圧，呼吸数，体温の4情報をまとめてバイタルサイン(生命徴候)と呼ぶ．近くにいる人が，五感や，簡単な装置を使うだけで生命に関わる重要な情報を経過を追って知るために役立つ．
バイタルチェック vital check
　バイタルサインの監視，チェック
ハイフレックスフットギヤ Highflex Foot Gear (HFG) 44, 46
　1989年，町田，染谷らによって開発された短下肢装具．足関節の固定性を維持しつつ背屈動作が容易である．
パーキンソン症候群 Parkinsonian syndrome (parkinsonism)
　パーキンソン病と似た症状を示す病気．1. 血管性パーキンソン症候群．2. 正常圧水頭症．3. 進行性核上性麻痺．4. 大脳皮質基底核変性症．5. 多系統萎縮症．6. 薬剤性パーキンソン症候群などがある．
パーキンソン病 Parkinson disease 40
　高齢者に多い神経障害で，1. 律動性振戦，2. 筋強剛，3. 寡動，4. 姿勢反射障害の4主徴や，仮面様顔貌，歩行遅滞や加速歩行などの錐体外路系の障害の症状を示す．脳の基底核のドーパミンの欠乏が原因とされる．
拍/分 beat per minutes (bpm)
　心拍数の単位
白血球数 white blood (cell) count (WBC)
　一定量の血液中に含まれている白血球数で，正常値は成人の場合は，3500〜9500/μL．
長谷川式簡易認知機能検査 Hasegawa dementia rating scale (HDS)
　長谷川による9項目からなる認知症検査法．1991年に加藤らにより改訂されHDS-Rと略される．
　→改訂長谷川式簡易知能評価スケール
バーセル指数 Barthel Index (BI) 25, 26, 34
　日常生活動作(ADL)の評価表．要介助と要介護の基準があり13項目からなる．(100点満点)
バビンスキー徴候 Babinski sign

43, 86
病的反射の一種．錐体路障害で出現

ハーフスクワット half squat 65
膝の角度が屈曲90°になったところで止めるスクワット

ハムストリングス hamstrings 66
膝窩の内側あるいは外側に付着している膝屈筋群

パラシュート反応 parachute reaction 83, 87
身体を突然動かされた時に防御的に四肢を伸展して頭部を保護したり，支持して姿勢を安定させようと働く反応．急激に身体を傾斜させると起こる．

バランスマット，バランスパッド balance matt, balance pad 63, 64, 78
その上に立つと身体が動揺するように工夫された台．材料，形状に種類が豊富．バランス機能の改善の目的で使用される．

パルスオキシメーター pulse oximeter
指先や耳介に装着して，非侵襲的に脈拍数と動脈血酸素飽和度（SpO_2）をモニターする器具

パワハラ power harassment 16
パワーハラスメントの略．役職などが上層の者が下層の者に対して，その地位と職権を利用して嫌がらせをすること

パンスポリン Pansporin 24
セフェム系の第2世代の抗生物質

半側空間無視 unilateral spatial neglect (USN) 41, 43
高次脳機能障害の1つ．半側の空間を認識できないこと

ハンドヘルドダイナモメーター hand-held dynamometer (HHD) 25, 27, 33, 75
徒手筋力計．等尺性筋収縮で筋力を測定する片手で把持できる小型機器

ハンドリング handling 91
セラピストが自分の手を使って対象者の動きを誘導すること

非荷重，免荷 non-weight-bearing (NWB) 62
体重をかけないこと

B型肝炎ウイルス hepatitis B virus (HBV) 19
血液を介して感染することから，院内感染で重視されるウィルス

膝 knee

膝折れ，膝くずれ giving way, buckling 86
立位，歩行時に膝が突然屈曲する現象

膝立ち位 kneeling 83, 86

ビジュアルアナログスケール visual analogue scale (VAS) 73
視覚的アナログスケール．痛みの評価に用いる．10 cmの直線上で「全くない」から「想像しうる最大の痛み」までのどの状態かを示す．

ビソルボン Bisolvon 24
去痰薬

左 left, Lt., lt.

左側臥位 left lateral (position)，left side-lying
体の左側を下にして横たわった体位

ヒト免疫不全症ウイルス，エイズウイルス human immunodeficiency virus (HIV) 19
院内感染で重視されるウイルス．主に血液を介して感染する．

ピボットシフトテスト pivot-shift test 62
前方引き出し現象のテストの1つ

ヒールコンタクト heel contact 78
歩行周期において遊脚期から立脚期への移行時に踵から床に接地すること

ファシリテーションテクニック facilitation technic 93
中枢神経のコントロールが障害されている患者に積極的に刺激を加えて運動反応を引き出す方法

ファンクショナルリーチ functional reach (FR) 23, 26, 75, 96
Duncanらによって開発された立位バランス能力の評価指標

腹臥位 prone
腹を床に付けて横たわった体位．うつぶせ

複合筋活動電位 compound muscle action potential (CMAP) 32
ある領域のいくつかの筋の活動電位の総和を調べるための筋電図検査

プッシャー症候群 pusher syndrome 44, 46
→押す人症候群，体軸傾斜症候群

フットパットテスト，下肢遠位テスト foot-pat test 86
踵を床につけた椅子坐位で，足底でできるだけ早く床をたたくテスト．

変換運動障害のテストでSIAS (Stroke Impairment Assessment Set：脳卒中機能障害評価法）を構成するテストの1つ

物理療法 physical therapy (PT)
→理学療法

部分荷重 partial weight bearing (PWB)
体重の1/3（1/3 PWB）や1/2（1/2 PWB）をかけること

プライバシー privacy 6
共有する集団あるいは個人が，公にしたくないと共通して考えている個人情報

プラスチック短下肢装具 plastic ankle foot orthosis (PAFO) 82, 87
プラスチックを活用した短下肢装具で，軽量と装着の容易さを特徴とする．

プラットホーム platform 83, 90
治療台，訓練台

ブリッジング，ブリッジ運動 bridging 54
背臥位で両股関節，膝関節を屈曲し，両足を床に立てた肢位から殿部を拳上し，体幹などを反らす運動．殿筋群，背柱起立筋群の筋力強化が期待できる．

ブルンストローム・ステージ Brunnstrom (recovery) stage (Br. stage) 42, 91
中枢性麻痺の回復段階を質的に評価しようとしてつくられた．6段階で構成．ブルンストローム・テスト（Brunnstrom test）ともいう．

プレタール Pletaal 42
血小板凝集抑制薬．一般名シロスタゾール

分離運動 independent joint movement 94
個々の関節を周辺の関節運動と分離して動かす運動

閉鎖病棟 closed ward 17
精神科病院で，病棟の出入り口が常時施錠され，入院患者や面会者が自由に出入りできない病棟

ベニロン Venilon 32
乾燥スルホ化人免疫グロブリン．無ガンマグロブリン症，川崎病の急性期に使用される薬剤．ギラン・バレー症候群の治療の第1選択として使われる．

ヘマトクリット hematocrit (Ht, Hct)

73
貧血の指標．基準値（男 40〜54，女 37〜47％）

ヘモグロビン hemoglobin（Hb） **72**
貧血の指標．基準値（男 13.0〜18.0，女 11.5〜17.0 g/dL）

変形性関節症 osteoarthritis, osteoarthrosis, osteoarthropathy（OA） **55**
関節軟骨などの退行変性を基盤に，軟骨破壊と骨軟骨の再造成をきたし，関節形態が変化する疾患

変形性股関節症 hip osteoarthritis, coxarthrosis, osteoarthritis of the hip
股関節に起きた変形性関節症

変形性膝関節症 knee osteoarthritis, knee osteoarthrosis, knee osteoarthropathy **55, 57, 72, 77**
膝関節に起きた変形性関節症

片麻痺機能テスト 12-grade scale hemiplegia function test **91**
上田敏の考案した上肢・下肢運動障害の評価法．12段階のグレードを設定し，対応する Brunnstrom stage よりも，くわしく回復過程を評価できる．

歩行器 walker **41, 55**
立位や歩行時に使用する補助具．四輪型，三輪型などがある．

補高装具 heel lift orthosis **44, 46**
下肢の脚長差を補正するために用いる装具

ホットパック hot pack **17, 52, 72, 83, 90**
温熱療法の一種で，局所に乾性，あるいは湿性の熱を与えるために利用される．

ホッピング反応，跳躍反射 hopping reaction **83, 87**
平衡反応の1つ．体幹の移動が水平面で起こったとき，反射的に四肢を動かして重心を戻し倒れないようにする反応で体重のかかっている足側の動き

ボバース法，ボバース概念 Bobath method **93**
1940年代にロンドンの Bobath 夫妻によって提唱されたリハビリテーションにおける治療概念の1つ

ホープ hope **11**
患者のリハ治療に対する期待，希望

ホフマン徴候 Hoffmann sign **86**
病的反射の一種．錐体路障害で出現

ボルグスケール Borg scale **22, 90**
→主観的運動強度

ボルタレン Voltaren **72**
抗炎症剤（アリール酢酸系）

マ 行

マイル／時 miles per hour（MPH）
速さの単位．毎時何マイル

マクマレーテスト McMurray's test **62**
半月板損傷の誘発テストの1つ

松葉杖 axillary crutch **61**
脚にかかる体重を減免する杖の一種．腋下でも支えられるように工夫してある．

ミカルディス Micardis **96**
降圧剤（アンジオテンシンⅡ受容体拮抗薬，ARB）

右 right, Rt., rt.

メチコバール Methycobal **32**
末梢神経障害治療剤

メチシリン耐性黄色ブドウ球菌 methicillin resistant staphylococcus aureus（MRSA） **19**
病弱者や高齢者の感染，特に院内感染で重視される原因菌

メッツ，代謝当量 metabolic equivalent(s)（MET）
運動時の消費カロリーを安静坐位時の消費カロリーの何倍かで示す運動強度の単位．安静時の消費カロリー（1 MET(s)）は酸素摂取量で約 3.5 mL/kg/分に相当する．これは毎時，体重1 kgあたり1.02 kcalのエネルギー産生に相当する．

メネシット Menesit **42**
レボドパにカルビドパ水和物を配合した抗パーキンソン剤

免荷 non-weight-bearing（NWB） **62**
→非荷重

モチベーション motivation **77**
意欲，動機付け，訓練意欲

モビライゼーション mobilization **77, 78**
主に滑膜関節において，圧迫，牽引検査で示唆された関節内病変や，低可動性の改善，疼痛の軽減などを目的とし，低速度かつさまざまな振幅でさまざまの可動範囲を反復的に動かす他動運動

ヤ 行

ヤールの（重要度）分類 Yahr（Hoehn and Yahr）Scale **42**
パーキンソン病の症状の程度を表すもので，症状がごく軽いⅠ度から，全面的な介助が必要なⅤ度まで分けられている．

指追視検査 finger tracking test **44**
眼球運動を確認する検査

要介護度 nursing care level **11**
被保険者の介護を必要とする度合いとして，最も軽度の要支援1から最も重度の要介護5まで，7段階の介護度が設けられている．制度上は，要介護状態区分と要支援状態区分の総称として要介護状態区分などとするのが被保険者証の表記にも見られる正確な表現だが，一般には要介護度や介護度などと通称されている．

予後 prognosis **14**
ある時期の患者が示す症状や障害の程度から予測した将来の患者の状態

横歩き side step **91**
トレーニングで，正面を向いたまま横方向に歩くこと

ラ 行

ラックマンテスト Lachman test **62**
前方引き出し現象のテストの1つ．患者を仰臥位とし，膝30°屈曲位で大腿を固定したうえで脛骨を上方に引くテスト．

ランジ lunge **63**
立位から，片方の足を前方に踏み出し，再び元に戻る動作で，下肢のトレーニングとして用いられる．

理学療法，物理療法 physical therapy（PT）
歴史的には温熱や放射線など物理的な作用を身体に与えて治療効果を期待していたのでこの名称があるが，現在は運動療法や日常生活活動訓練が中心となっている．

理学療法士 physical therapist（PT）
理学療法を実践する専門家．障害の

リスク管理　risk management　16
　起こりうる事故の予防，起きてしまった場合の適切な対処

リーチ　reach　64，97
　上肢や下肢を目標物に向かって伸ばす動作

両肘支持　on elbows
　床面に両肘をつき，支持している状態

両ロフストランド杖　bilateral forearm crutches　35
　本来片手で使用する目的で開発されたロフストランド杖を両手で使用すること

臨床心理士　clinical psychologist　85
　患者の病的な心理状態を，安定し不安のない通常の心理状態に回復させようとする専門家

冷却療法　cold therapy　65
　物理療法の一種で，寒冷刺激を利用

レキップ　Requip　42
　抗パーキンソン剤．一般名ロピニロール

レジュメ　resume　3
　抄録，概略，要約（を印刷したもの）

評価，治療，相談指導を行う．わが国では国家資格が与えられている

レニベース　Renivace　52
　降圧剤．アンジオテンシン変換酵素（ACE）阻害薬

練習，運動，訓練，体操　exercise（ex.）

老研式活動能力指標　TMIG Index of Competence　52
　東京都老人総合研究所の古谷野・柴田らが開発した手段的日常生活動作能力を示す指標．TMIG は Tokyo Metropolitan Institute of Gerontology の頭字語．

ロキソニン　Loxonin　52
　非ステロイド性抗炎症性消炎鎮痛剤

ロッキング（膝の）　locking　86
　関節で荷重する際に最大伸展域まで伸ばし，荷重線を関節軸よりも伸展側に落とすことで，筋活動なしに骨格，関節構成体で伸展を保つ機序

ロフストランド杖　Lofstrand crutch　35
　肘支えのある片手用の杖．両側に用いる場合，英語では bilateral crutches と表現する．「Lofstrand Crutches®」は商標であり，通常「forearm crutch」と呼ばれている．前腕型杖，前腕支持杖，前腕固定型

杖などの日本語訳がされているが，一般的には「ロフストランド（型）杖（クラッチ）」と呼ばれることが多い．

ロンベルグ徴候　Romberg sign　96
　両足をそろえて立った状態で閉眼させ，身体の動揺が強まるかどうかを見る試験．脊髄後索や後根の障害で見られる．小脳や前庭の機能障害では開眼時も閉眼時も動揺し，立位を保つことが難しい．

ワ　行

ワーファリン　Warfarin
　経口抗凝血剤（Coumarin 誘導体）．血栓症，塞栓症の治療・予防薬．一般名ワルファリン

ワルテンベルグ徴候　Wartenberg sign　86
　病的反射の一種．錐体路障害で出現

ワンレッグホップ　one legged hop　60
　下肢運動機能回復・向上のためのトレーニングとして用いられる．片脚でその場，前後，左右へ連続して跳ぶ運動．

英和・索引

A

abduction (abd.) 外転 24
active-assistive exercise 自動介助運動 31, 73, 90
activities of daily living (ADL) 日常生活動作 54, 75
activities parallel to daily living (APDL) 日常生活関連動作 54, 56
activity 個人レベル (ICF での) 100
Actonel アクトネル 52
adduction (add.) 内転
alignment アライメント 61, 65
Alteplase アルテプラーゼ
anaerobic threshold (AT) 嫌気性代謝閾値 92
ankle 足関節, 足首
ankle clonus 足クローヌス, 足間代 82, 86
ankle foot orthosis (AFO) 短下肢装具 31
anterior curciate ligament (ACL) reconstruction 前十字靭帯再建術 62
anterior drawer phenomenon 前方引き出し現象
anterior drawer test 前方引き出しテスト 62
Apley's compression test アプレーの圧迫テスト 62
approach アプローチ 46, 47
arterial partial pressure of carbon dioxide (PaCO₂) 動脈血二酸化炭素分圧 22
arterial partial pressure of oxygen (PaO₂) 動脈血酸素分圧 22
aspiration pneumonia 誤嚥性肺炎 22
AVM: arteriovenous malformation 脳動静脈奇形 42
awakening level 覚醒レベル 43
axillary crutch 松葉杖 61

B

Babinski sign バビンスキー徴候 43, 86
backrest sitting (position) 背もたれ坐位 83, 86
balance matt, balance pad バランスマット, バランスパッド 63, 64, 78
Barthel Index (BI) バーセル指数 25, 26, 34
beat per minutes (bpm) 拍/分
bilateral forearm crutches 両ロフストランド杖 35
Bisolvon ビソルボン 24
blood pressure (BP) 血圧
Bobath method ボバース法, ボバース概念 93
body function and structure 生物レベル (ICF での) 100
body mass index (BMI) 体容量指数, 体型指数
Borg scale ボルグスケール 22, 90
brachybasia, tiny step gait 小刻み歩行 45
bridging ブリッジング, ブリッジ運動 54
Brunnstrom (recovery) stage (Br. stage) ブルンストローム・ステージ 42, 91

C

calf raise カーフレイズ 64
Cardenalin カルデナリン 96
care manager ケアマネージャー 98
care worker 介護福祉士 96, 101
case report ケースレポート 2
case worker (CW) ケースワーカー (介護相談員) 12, 98
cerebral hemorrhage (bleeding) 脳出血
cerebrospinal fluid (CSF) cell count 髄液細胞数 32

cerebrospinal fluid (CSF) protein 髄液蛋白 32
Chadock sign チャドック徴候 86
chair sitting (position), dangling, short sitting 端坐位, 椅(子)坐位, 83
checklist チェックリスト 13, 17
chief complaint 主訴 11
claw toe かぎ爪様趾, 鉤爪趾 87
Clexane クレキサン 72
clinical clerkship クリニカルクラークシップ 2, 3, 98
clinical path クリニカルパス 6
clinical psychologist 臨床心理士 85
clonus クローヌス 82, 86
closed ward 閉鎖病棟 17
cold therapy 冷却療法 65
communication コミュニケーション 50
complication 合併症
compound muscle action potential (CMAP) 複合筋活動電位, CMAP 32
compression hip screw (CHS) method コンプレッションヒップスクリュー法
compression fructure of cervical spine 胸椎圧迫骨折 96
compromised host 易感染(性)宿主 19
computed tomography (CT) コンピュータ断層撮影
coronary care unit (CCU) 冠疾患集中治療室 16
craniotomy for removal of hematoma 開頭血腫除去術 40
C-reactive protein (CRP) C反応性蛋白 25
critical path クリティカルパス
cut-out カットアウト 54, 55
cycle ergometer 自転車エルゴメーター 64, 90

D

daily note　デイリーノート　2
D-dimer　D-ダイマー　73
deep tendon reflex（DTR）　深部（腱）反射　43, 96
deep vein thrombosis　深部静脈血栓　52, 72
diabetes mellitus（DM）　糖尿病　11
disability level　能力障害レベル　13, 25
disease level　疾患レベル
disturbance of attention　注意障害　42
dorsal flexion（d-f）　背屈
Droxidopa　ドロキシドパ　42

E

elastic stocking　弾性ストッキング　46
electrocardiogram（ECG）　心電図
ergometer　エルゴメーター　93
Evans classification　エバンス分類　52
eversion　外がえし
exercise（ex.）　練習，運動，訓練，体操
extension（ext.）　伸展
external rotation（ext. rot.）　外旋　24

F

facilitation　促通
facilitation technic　ファシリテーションテクニック　93
femorotibial angle（FTA）　大腿脛骨角　72
finger tracking test　指追視検査　44
flexion（flex.）　屈曲
foot-pat test　フットパットテスト，下肢遠位テスト　86
freezing of gait　すくみ足　45
full weight bearing（FWB）　全荷重　51
Functional Independence Measure（FIM）　機能的自立度評価表　89
functional reach（FR）　ファンクショナルリーチ　23, 26, 75, 96

G

gargling　ガーグリング　22, 24
Gatch-up　ギャッチアップ　46
giving way, buckling　膝折れ，膝くずれ　86
Glasgow Coma Scale（GCS）　グラスゴー・コーマ・スケール　43

H

half kneeling　片膝立ち　86
half squat　ハーフスクワット　65
hamstrings　ハムストリングス　66
hand-held dynamometer（HHD）　ハンドヘルドダイナモメーター　25, 33, 75
handicap level　社会的不利レベル　13, 25
handling　ハンドリング　91
Hasegawa dementia rating scale revised（HDS-R）　改訂長谷川式簡易知能評価スケール（HDS-R）　24, 50, 97
health related quality of life（HRQOL）　健康関連QOL　71, 75, 81
heart rate（HR）　心拍数
heel contact　ヒールコンタクト　78
heel lift orthosis　補高装具　44, 46
hematocrit（Ht, Hct）　ヘマトクリット　73
hemoglobin（Hb）　ヘモグロビン　72
hepatitis B virus（HBV）　B型肝炎ウイルス　19
hepatitis C virus（HCV）　C型肝炎ウイルス　19
Highflex Foot Gear（HFG）　ハイフレックスフットギヤ（HFG）　44, 46
hip osteoarthritis　変形性股関節症
Hoffmann sign　ホフマン徴候　86
hope　ホープ　11
hopping reaction　ホッピング反応，跳躍反射　83, 87
hot pack　ホットパック　17, 52, 72, 83, 90
human immunodeficiency virus（HIV）　ヒト免疫不全症ウイルス，エイズウイルス　19
hypertension（HT）　高血圧

I

icing　アイシング　76
impairment level　機能障害レベル　13, 25
implant　インプラント　54
independent joint movement　分離運動　94
initial　イニシャル　11, 47
instrumental activities of daily living（IADL）　手段的日常生活動作　75
internal rotation（int. rot.）　内旋
International Classification of Functioning, Disabilities and Health（ICF）　国際生活機能分類　13, 59, 100
International Classification of Impairments, Disabilities and Handicaps（ICIDH, IDH）　国際障害分類　13, 100
intertrochanteric fracture　大腿骨転子部骨折　52
intramedullary nail　髄内釘　52
intravenous immunoglobulin（IVIg）injection　IVIG注射療法　32, 37
inversion　内がえし　97
Isodine　イソジン　19
isokinetic　アイソキネティック　34

J

Japanese Orthopaedic Association（JOA）　日本整形外科学会
Japanese Knee Osteoarthritis Measure（JKOM）　日本版変形性膝関節尺度　71, 75
joint（jt.）　関節

K

Kellgren-Lawrence grading scale　ケルグレン・ローレンスの分類　52, 72
key person　キーパーソン　11
knee　膝
knee in toe out　ニーイントーアウト　63
knee joint preserving surgery　膝関節温存手術　72
knee ligament arthrometer　KT-1000　62
knee osteoarthritis, knee osteoarthrosis, knee osteoarthropathy　変形性膝関節症　55, 57, 72, 77
knee out toe in　ニーアウトトーイン　63
kneeling　膝立ち位　83, 86

Koshino's OA grade, 腰野分類 72

L

Lachman test ラックマンテスト 62
left lateral (position), left side-lying 左側臥位
left, Lt., lt. 左
locking ロッキング（膝の） 86
Lofstrand crutch ロフストランド杖 35
long leg brace (LLB) 長下肢装具
long sitting 長坐位
long term goal (LTG) 長期目標 13
lower extremity 下肢
Loxonin ロキソニン 52
lunge ランジ 63

M

magnetic resonance angiography (MRA) 磁気共鳴血管画像，MR アンギオグラフィー 42
magnetic resonance imaging (MRI) 磁気共鳴画像法 62
manual muscle test (MMT) 徒手筋力テスト 27
McMurray's test マクマレーテスト 62
medical social worker (MSW) 医療ソーシャルワーカー 12, 56, 84
Menesit メネシット 42
metabolic equivalent(s) (MET) メッツ，代謝当量
methicillin resistant staphylococcus aureus (MRSA) メチシリン耐性黄色ブドウ球菌 19
Methycobal メチコバール 32
Micardis ミカルディス 96
miles per hour (MPH) マイル/時
mobilization モビライゼーション 77, 78
motivation モチベーション 77
muscle atrophy 筋萎縮 57, 77
muscle setting exercise 筋固定位訓練，筋セッティング 64

N

needs ニーズ 11
nerve conduction velocity 神経伝導速度 32
nifedipine ニフェジピン 42

non-weight-bearing (NWB) 非荷重，免荷 62
Norvasc ノルバスク 52
N-test Nテスト 62
nursing care level 要介護度 11

O

Objective Structured Clinical Examination (OSCE) 客観的臨床能力試験 2
objectivity （評価の）客観性 12
occupational therapist (OT) 作業療法士 12, 42, 84
occupational therapy (OT) 作業療法
on elbow 片肘支持 44, 86
on elbows 両肘支持
on hand 手掌支持，片手支持 44
one legged hop ワンレッグホップ 60
one Lofstrand crutch, single Lofstrand crutch 片ロフストランド杖 35
ORTOP®AFO オルトップ®AFO 87
osteoarthritis, osteoarthrosis, osteoarthropathy (OA) 変形性関節症 55
osteosynthesis 骨接合術 52
oxygen saturation measured by pulse oximeter (SpO_2) 酸素飽和度（動脈血酸素飽和度） 24, 43, 73

P

$PaCO_2$ 動脈血二酸化炭素分圧 22
Pansporin パンスポリン 24
PaO_2 動脈血酸素分圧 22
parashute reaction パラシュート反応 83, 87
Parkinson's syndrome パーキンソン症候群
partial weight bearing (PWB) 部分荷重
participation 社会レベル（ICFでの） 100
passive walking 他動歩行 45
patella 膝蓋骨
patellar tendon reflex (PTR) 膝蓋腱反射
physical therapist (PT) 理学療法士
physical therapy (PT) 理学療法，物理療法
physiological cost index (PCI) 生理的コスト指数 89, 92
pivot-shift test ピボットシフトテスト 62

plantar (palmar) flexion (p-f) 底屈，掌屈
plasma exchange (PE) 血漿交換 37
plastic ankle foot orthosis (PAFO) プラスチック短下肢装具 82, 87
platform プラットフォーム 83, 90
Pletaal プレタール 42
posterior drawer phenomenon 後方引き出し現象
posterior drawer test 後方引き出しテスト
post-operative (P.O.) 術後
power harassment パワハラ 16
privacy プライバシー 6
prognosis 予後 14
prone 腹臥位
pulse oximeter パルスオキシメーター
pusher syndrome 押す人症候群，体軸傾斜症候群，プッシャー症候群 44, 46

Q

quality of life (QOL) クオリティオブライフ，生活の質 77

R

range of motion (ROM) 関節可動域 33, 89
range of motion test (ROMT, ROM-T) （関節）可動域テスト，可動域測定 96
rating of perceived exertion (RPE) 主観的（自覚的）運動強度 92
reach リーチ 64, 97
red blood (cell) count, red blood cell (RBC) 赤血球数，赤血球
reliability 信頼性 12
Renivace レニベース 52
Requip レキップ 42
resume レジュメ 3
right, Rt., rt. 右
risk management リスク管理 16
ROM exercise (ROM ex) 関節可動域エクササイズ 97
Romberg sign ロンベルグ徴候 96

S

self-efficacy 自己効力感 39
sexual harassment セクハラ 16

shuttle run　シャトルラン　64
short femoral nail（SFN）　大腿骨近位髄内釘　52
short term goal（STG）　短期目標　13
side step　横歩き　91
silver car　シルバーカー　96
sliding board　スライディングボード　54, 76
social worker（SW）　ソーシャルワーカー　98
speech therapist（ST）　言語聴覚士　43
squat　スクワット　54, 64
starting position　開始肢位，出発肢位　97
stepping reaction　ステッピング反応，足踏み反応　83, 87
steroid pulse therapy　ステロイドパルス療法　32
straight-leg raising（test），SLR（test）　伸脚挙上テスト　64
StrengthErgo240®　ストレングスエルゴ240®　31, 34
stretching　ストレッチング　25
Stroke Impairment Assessment Set（SIAS）　脳卒中機能評価表
supine（position）　背臥位，仰臥位　54, 90

T

T cane　T字杖　35
Tegner activity scale　テグナー活動性尺度　62
Tegretol　テグレトール　32
therapist　セラピスト
thickened meal　とろみ食　27
thrombolytic therapy, t-PA treatment　血栓溶解療法　84
timed up and go（TUG）　タイムアップアンドゴーテスト　75
TMIG Index of Competence　老研式活動能力指標　52
toe off　トーオフ　78
total hip arthroplasty（THA），total hip replacement（THR）　股関節全置換術　11
total knee arthroplasty（TKA）　人工膝関節全置換術　72
t-PA treatment　t-PA療法　84
transfer　トランスファー，移乗
treadmill　トレッドミル　90
Trendelenburg sign　トレンデレンブルグ徴候　83
Trömner sign　トレムナー徴候　86
trunk　体幹
tube exercise　チューブエクササイズ　54, 77, 97

U

ultrasound diagnosis of deep vein thrombosis of lower extremities　下肢深部静脈血栓のエコー検査　52
unilateral spatial neglect（USN）　半側空間無視　41, 43
upper extremity（U/E）　上肢

V

validity　妥当性　12
Venilon　ベニロン　32
vertebral artery dissection　椎骨動脈解離　84
visual analogue scale（VAS）　ビジュアルアナログスケール　73
vital（signs）　バイタル（サイン）　17
vital check　バイタルチェック　17
Voltaren　ボルタレン　72

W

walker　歩行器　41, 55
Warfarin　ワーファリン
Wartenberg sign　ワルテンベルグ徴候　86
Welpas　ウェルパス　19
wheelchair（W/C）　車椅子　17, 64
white blood（cell）count（WBC）　白血球数
wide based gait　開脚歩行　97

X

X-ray film（X-p）　X線写真

Y

Yahr（Hoehn and Yahr）scale　ヤールの（重要度）分類　42

監修者略歴

宮原　英夫
（みやはら　ひでお）

1935年　東京に生まれる
1960年　東京大学医学部医学科卒業
1995年　北里大学医療衛生学部教授
現　在　豊橋創造大学保健医療学部理学療法学科教授
　　　　医学博士

理学療法学生のための
続・症例レポートの書き方　　　定価はカバーに表示

2014年3月15日　初版第1刷
2023年8月25日　　　第3刷

監修者　宮　原　英　夫
発行者　朝　倉　誠　造
発行所　株式会社　朝倉書店

東京都新宿区新小川町6-29
郵便番号　162-8707
電　話　03（3260）0141
ＦＡＸ　03（3260）0180
https://www.asakura.co.jp

〈検印省略〉

© 2014〈無断複写・転載を禁ず〉　印刷・製本　デジタルパブリッシングサービス

ISBN 978-4-254-33504-0　C 3047　　　　　Printed in Japan

JCOPY　〈出版者著作権管理機構 委託出版物〉

本書の無断複写は著作権法上での例外を除き禁じられています．複写される場合は，そのつど事前に，出版者著作権管理機構（電話 03-5244-5088, FAX 03-5244-5089, e-mail: info@jcopy.or.jp）の許諾を得てください．

好評の事典・辞典・ハンドブック

書名	編者	判型・頁数
感染症の事典	国立感染症研究所学友会 編	B5判 336頁
呼吸の事典	有田秀穂 編	A5判 744頁
咀嚼の事典	井出吉信 編	B5判 368頁
口と歯の事典	高戸 毅ほか 編	B5判 436頁
皮膚の事典	溝口昌子ほか 編	B5判 388頁
からだと水の事典	佐々木成ほか 編	B5判 372頁
からだと酸素の事典	酸素ダイナミクス研究会 編	B5判 596頁
炎症・再生医学事典	松島綱治ほか 編	B5判 584頁
からだと温度の事典	彼末一之 監修	B5判 640頁
からだと光の事典	太陽紫外線防御研究委員会 編	B5判 432頁
からだの年齢事典	鈴木隆雄ほか 編	B5判 528頁
看護・介護・福祉の百科事典	糸川嘉則 編	A5判 676頁
リハビリテーション医療事典	三上真弘ほか 編	B5判 336頁
食品工学ハンドブック	日本食品工学会 編	B5判 768頁
機能性食品の事典	荒井綜一ほか 編	B5判 480頁
食品安全の事典	日本食品衛生学会 編	B5判 660頁
食品技術総合事典	食品総合研究所 編	B5判 616頁
日本の伝統食品事典	日本伝統食品研究会 編	A5判 648頁
ミルクの事典	上野川修一ほか 編	B5判 580頁
新版 家政学事典	日本家政学会 編	B5判 984頁
育児の事典	平山宗宏ほか 編	A5判 528頁

価格・概要等は小社ホームページをご覧ください．